HERMANN VOLKMANN

NACH DER EKLIPSE

Die integrative Deutung der Himmelsscheibe von Nebra

Symbolik, Zeichenlogik und Realität
eines archäologischen Rätsels

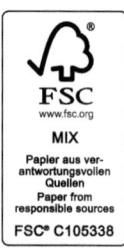

IMPRESSUM

ISBN 978-3-7347-9580-0
2. Vervollständigte Ausgabe 2015
Gestaltung: www.ruland-grafik.de
Herstellung und Verlag: BoD, Books on Demand GmbH, Norderstedt

NUR DEN WISSENDEN
ENTHÜLLT SICH
DAS IM OFFENSICHTLICHEN
VERBORGENE.
h.v.

„Anschauung und Begriffe machen also die Elemente
aller unsrer Erkenntniß aus, so daß weder Begriffe ohne
ihnen auf einige Art correspondirende Anschauung,
noch Anschauung ohne Begriffe ein Erkenntniß abgeben kann...
...Anschauungen ohne Begriffe sind blind."
(Immanuel Kant, Kritik der reinen Vernunft,1781)

INHALTSVERZEICHNIS

EINLEITUNG

Den Konstrukteuren der „Himmelsscheibe von Nebra" ist vor Zeiten deren Verschlüsselung offensichtlich so ausgezeichnet gelungen, dass ihr Informationsgehalt bis heute, nach vielen wissenschaftlichen Untersuchungen, mit Ausnahme weniger beweisbarer und nachvollziehbarer Einzelheiten weitgehend im Verborgenen lag.

Fast alle der durchaus kreativen aber wenig überzeugenden Interpretationsversuche scheitern nach Ansicht des Verfassers vor allem daran, dass sie nicht konsequent wirklich alle Merkmale der Scheibe als gleichwertig in ihre Betrachtungen einbeziehen. So scheint zwischen den professionellen Interpreten und Laien ein Konsens darüber zu bestehen, die Randlöcher entweder lediglich als Befestigungsmöglichkeiten z. B. für eine Standarte anzusehen oder sie vollständig zu ignorieren.

Die hier vorgelegte Deutung verfolgt dem gegenüber einen integrativen, ganzheitlichen Ansatz und legt infolgedessen der „wissenschaftlichen Gemeinde" nahe, die 39 Randlöcher als konstituierende und sinnstiftende Merkmale des geheimnisvollen Kunstwerkes anzusehen. Denn diese erwiesen sich hier von außerordentlicher Bedeutung. Nur durch die Berücksichtigung ihrer Anzahl und Verteilung in Bezug auf andere Strukturmerkmale der Scheibe lässt sich schrittweise ein plausibles Verständnis für deren inhaltliche Symbolik entwickeln. Von ihnen ausgehend folgen alle verschlüsselten Informationen einem stringenten Aufbau, der sich quasi von selbst durch seine ganz offensichtliche Folgerichtigkeit verifiziert.

Der Verfasser geht außerdem von der Hypothese aus, dass es sich entgegen bisheriger Annahmen bei ihr nicht um eine symbolische (oder gar konkrete) Darstellung des Sternenhimmels handelt, sondern vielmehr um eine Kodierung des zeitgenössischen astronomischen Wissens aller geozentrischen Himmelsphänomene und kalendarischen Gegebenheiten. Die Himmelsscheibe erwies sich im Prozess der Analyse als eine „schriftliche", bildhafte Aufzeichnung, ein „Manuskript" von Symbolen für erkannte Sachverhalte. Dieses konnte aufgrund ihrer Kodierung auch als „Geheimwissen" verstanden werden und wurde wahrscheinlich auch so vermittelt. Als solche war sie primär kein symbolhaftes, einfaches Kultobjekt. Sie wurde dies vielleicht erst im zweiten Schritt nach der Nutzung und Würdigung ihrer Symbole (oder durch Vortäuschung).

Neben den o.g. Aspekten handelt es sich bei ihr auch um einen einfachen Jahreskalender. Die Information über dessen Gebrauch ist ebenfalls mit Hilfe der 39 Randlöcher kodiert und nur dem Eingeweihten auf einfache Weise erkenntlich und nutzbar. Als Kalender für das Sonnenjahr funktioniert er so einfach wie ein heutiger Abreißkalender mit 365 Blättern.

Jedem einzelnen Merkmal und jeder zusammenhängenden Merkmalskonfiguration konnte nach der angewandten Methode eine Bedeutung zugewiesen werden, die sich widerspruchsfrei dem Gesamtkonzept, „der Idee" des Konstrukteurs, unterordnen lässt. Dazu musste das Bild der Scheibe quasi inhaltlich fragmentiert, d.h. in ihre bedeutungsvollen „Bestandteile" zerlegt werden. Dies erwies sich als überaus zweckmäßig.

„Für die Deutung werden keine Zusatzannahmen benötigt, die außerhalb des Bereiches jener geozentrischen astronomischen Phänomene liegen, die auf der Scheibe kodiert sind und auch heute am Himmel beobachtbar und für Laien verständlich sind. Vereinfacht kann gesagt werden, dass die Konstrukteure über Jahrzehnte hin lediglich den Himmel beobachtet haben, um alles das, was sich bewegt, zu dokumentieren. Dabei haben sie stets nur die Erscheinungen in ihren besonderen Auffälligkeiten und Extremen festgehalten und in exakten Winkelmaßen dargestellt.

Das Objekt hat offensichtlich damals wie heute seinen Zweck erfüllt: Den Eingeweihten hat es die notwendigen Informationen bereitgehalten. Die „einfachen" Zeitgenossen wurden durch den Glanz des Goldes und der „geheimnisvollen" Symbolik beeinflusst und dadurch von seinem wahren Gehalt abgelenkt – (Die „Wahrheit" offenbart sich zunächst ohnehin stets nur denen, die sie beschreiben.).

VORWORT ZUR 2. AUFLAGE

Die zweite Auflage wurde notwendig, weil in der ersten die These nicht vollständig bewiesen werden konnte, dass es sich bei der Himmelsscheibe um ein Kompendium aller beobachtbaren Himmelserscheinungen handelt. So blieb die Entschlüsselung zunächst unvollständig, denn die Anzahl der 27 Tage des siderischen Monats wurden nicht nachgewiesen.

Glücklicherweise konnte diese in einem späteren Ansatz gefunden werden, denn sie musste notwendig in der Scheibe versteckt sein, wenn die Hypothese stimmen sollte. Letztlich erweist sie sich in ihrer Kodierung als außerordentlich einfach und plausibel. Sie entspricht darüber hinaus der inneren „Konstruktions- und Zeichenlogik" des Gesamtbildes. Nun vervollständigt sie das Bild. Ihre erst nachträgliche Entdeckung ist dadurch begründet, dass bei der Analyse von der fertigen Scheibe, als einem statischen Endprodukt ausgegangen und der Prozess ihrer Entstehung nicht ins Kalkül gezogen worden war. Denn in ihrem Endzustand musste der „siderische Monat" zwangsläufig durch Symbole der 2. Phase (Randbögen) verdeckt werden.

Die Entdeckung der 27 „Zähler" machte noch einmal in besonderer Weise deutlich, welch ein umfangreiches Projekt die Konstruktion der Scheibe war: mehrere Generationen umfassend und lange vorgeplant. Allein die Verifikation der großen Mondzyklen benötigten wahrscheinlich jahrhunderte lange Beobachtungszeiten.

Entgegen anderen Deutungen, die die Scheibe überwiegend historisch interpretieren, und die vier Entstehungsphasen der Scheibe als voneinander unabhängig ansehen, beweist sich jetzt ein geschlossener und einheitlicher Erkenntnisprozess der Konstrukteure, der sich auf die Darstellung astronomischen Wissens beschränkt. In ihr manifestiert sich deren geistige „Beherrschung" der Himmelsphänomene von der einfachen ikonischen Darstellung bis zu differenzierter Anwendung kalendarischer Ordnungen.

Die konzeptionelle und künstlerische Gestaltung der Himmelsscheibe ist unvorstellbar genial. Vielleicht ist das der Grund, dass fast alle bisherigen „vorurteilsbelasteten" Interpreten in ihr überwiegend nur „folkloristische" Inhalte und Funktionen erkennen konnten und sie auf lediglich zwei astronomische Aspekte reduzierten: die Randbögen und eine Schaltregel. Überschwänglich wird sie von allen Medien trotzdem als Beispiel unerwartet hohen astronomischen Wissens im damaligen Mitteleuropa gepriesen. Damit unterschätzt man deren Schöpfer gewaltig, denn deren wahrer Wissensstand wurde bisher nicht erkannt. Das konnte man sich außerhalb des mediterranen Kulturraumes nicht vorstellen.

Diese Entschlüsselung weist auf weit umfassendere Kenntnisse der damaligen Astronomen hin als angenommen. Wir können sogar von „vollständigen astronomischen Kenntnissen" sprechen. Das ist auch gar nicht abwegig, denn andere frühzeitliche astronomische Baudenkmäler, wie Stonehenge z. B., deuten ja bereits darauf hin und setzten dieses Wissen voraus.

Der Verfasser war unkritisch dem „Vorurteil" der Meller'schen Phaseninterpretation gefolgt und hatte in der ersten Entwicklungsstufe neben dem lediglich konstruktionsbedingten, bestenfalls abbildenden „Symbolismus" keine astronomischen Informationsinhalte erwartet. Denn die Vermutung einer integrierten Darstellung aller Phänomene entstand ihm ja erst im Prozess der Erkenntnis.

Die unerwartete Entdeckung des fehlenden Teils verifiziert schließlich, gleichsam wie das letzte Teil eines Puzzles im Nachhinein die These, dass es sich um ein Kompendium des astronomischen Wissens der Frühzeit handelt.

Um im vorgegebenen Zusammenhang den Erkenntnisweg des Verfassers zu verdeutlichen, wird die Darstellung des bisher fehlenden Teils – dem Vorgang entsprechend – auch erst am Ende der (ersten) inhaltlichen Deutung dargestellt.

Zu deren Entwicklungsprozess soll nicht unerwähnt bleiben, dass er kein Fachmann für Archäologie oder Astronomie ist. Bestenfalls liebt er die Sternenkunde. Doch sind ihm bei seiner unvoreingenommenen Begegnung mit der Scheibe 2008 sogleich offensichtliche „Unstimmigkeiten" in den Veröffentlichungen aufgefallen. Dagegen war bald zu erkennen, dass mehrere Bezugsgrößen, z. B. Winkel, „Zähler", der Strukturelemente übereinstimmend waren mit ganz realen astronomischen Größen der Himmelsdynamik. Einer immanenten und stringenten Logik der Ikonographie der Scheibe weiter folgend entschlüsselte sich diese quasi von selbst.

Diesem eher „zufälligen" Prozess, den der Verfasser nie intendiert hatte und dem er sich eher ausgeliefert fühlte, war es unmöglich sich zu entziehen; zu faszinierend waren die Erkenntnisse. Die Ergebnisse, die sich offenbarten, durften schließlich nicht unterdrückt werden. Sie werden hier vorgelegt.

April 2015

I. DIE HIMMELSSCHEIBE VON NEBRA

1.1 Der Fund

Die in der Abbildung 1 dargestellte „Himmelsscheibe" wurde im Sommer 1999 von zwei „Schatzsuchern" auf dem Mittelberg, nahe des Städtchens Nebra an der Unstrut in Sachsen-Anhalt gefunden. Diese Bergkuppe, 252 m.ü.N.N., erwies sich nach später durchgeführten Ausgrabungen und archäologischen Untersuchungen als ein Bergplateau mit Spuren bronzezeitlicher Besiedlungen und Lagerstätten (MELLER, H. 2004). Darüber hinaus ergaben sich Hinweise auf eine Kultstätte für frühzeitliche astronomische Beobachtungen. Höhe und Lage des Berges boten bei niedriger Vegetation eine geeignete Rundumsicht und die Möglichkeit für Peilungen. Bei guter Sicht waren die Höhenzüge des Harzes und Kyffhäusers als Bezugspunkte geeignet.

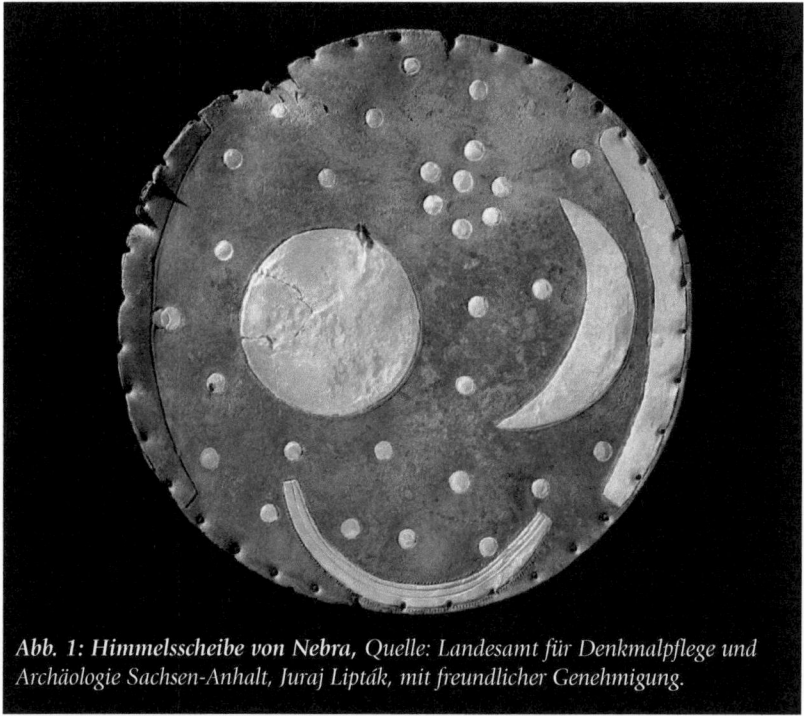

Abb. 1: Himmelsscheibe von Nebra, Quelle: Landesamt für Denkmalpflege und Archäologie Sachsen-Anhalt, Juraj Lipták, mit freundlicher Genehmigung.

Nachdem die Finder versucht hatten, ihren „Schatz" und andere dazugehörende Bestandteile des Nebenfundes illegal zu verkaufen, gelangte er nach Kenntnisnahme von professionellen Sachkundigen und Behörden in den Besitz des MUSEUMS FÜR FRÜHGESCHICHTE* in Halle an der Saale. Hier wurde der gesamte Fund nach eingehenden wissenschaftlichen Untersuchungen der Öffentlichkeit zugänglich gemacht. Auf dem Mittelberg, der ebenfalls wissenschaftlich erschlossen wurde, errichtete das Land eine Erinnerungs- und Dokumentationsstätte, die der touristischen Attraktivität der Region dienen sollte.

1.2 Beschreibung

Aufgrund metallurgischer und anderer archäologischer Untersuchungen konnte das Alter der Scheibe auf ca. 3.600 Jahre datiert werden. Sie besteht aus einer Legierung von Zinn und Kupfer mit einem Gesamtgewicht von ca. 2 kg. Ihr Durchmesser betrug nach Berücksichtigung der Beschädigungen des Randes ca. 32 cm. Das Gold der auf ihr befindlichen Applikationen stammte aus unterschiedlichen Gegenden Mitteleuropas, dem Alpenraum und England. Alle auf der Abbildung sichtbaren Merkmale wurden mittels eines speziellen Verfahrens (Tauschierung) in die Grundplatte fest eingearbeitet. Die gesamte materielle Konstruktion erforderte erhebliche handwerkliche Kenntnisse und künstlerische Fähigkeiten. Einige der offensichtlich hierfür notwendigen Arbeitsgeräte, Beile und Tauschiermeißel, befanden sich als „Grabbeigaben" an der Fundstelle. Außerdem gehörten noch zwei bronzene Schwerter und zwei zeittypische Armreifen dazu. Es wird vermutet, dass die Scheibe einmal schwarz gewesen ist. Ihre heutige ansprechende Ästhetik ist die Folge der Oxidation des Materials im Erdreich.

---

* *Dem Direktor des Landesamts für Denkmalpflege und Archäologie in Halle, Herrn Prof. Dr. HARALD MELLER, ist in einer klugen und mutigen Aktion die Rettung dieses kostbaren zeitgeschichtlichen Dokuments vor dem Dunkel materialistischer Ignoranz gelungen. Ihm gebührt dafür Dank und Anerkennung.*

Neben 32 kleinen Goldplättchen, die mit Ausnahmen nur scheinbar relativ unregelmäßig verteilt sind, wies sie ursprünglich zwei sym-
metrisch angeordnete Randbögen, eine mondsichel- und eine größere
kreisförmige Applikation sowie den Teilabschnitt eines größeren Kreis-
bogens auf. In diesen sind zwei Linien eingekerbt und an seinem
Innen- und Außenrand befinden sich viele in die Grundplatte einge-
ritzte kleine Striche, eine Art „Fiederung".

Der linke Randbogen, dessen Spuren ersichtlich sind, scheint schon
früh verloren gegangen zu sein, wahrscheinlich im Zusammenhang
mit den umlaufenden Beschädigungen an seinem Außenrand.

An ihrem Rand war die Scheibe rundum in relativ regelmäßigen
Abständen mit insgesamt 39 Löchern versehen, von denen eines heute
aufgrund von Beschädigung nicht erkennbar ist.

Da sich die von mir vorgelegte Deutung ausschließlich auf die Zeichenlogik ihrer Merkmale bezieht, soll diese Kurzbeschreibung hier
ausreichen (ansonsten s. MELLER, H. 2005).

1.3 Deutungen

Das Spektrum inhaltlich divergierender Deutungen ist groß. Für
viele begeisterte Laien scheint die Himmelsscheibe eine anziehende
Herausforderung zu sein, ihre geheimnisvolle Kodierung wie ein Puz-
zle, zu enträtseln. Auch auf die Besucher ihrer Ausstellungen übt sie
eine starke Faszination aus. Die Deutung von WOLFHARD SCHLOS-
SER (2003), der ursprünglich mit der astronomischen Untersuchung
beauftragt worden war, gilt heute als die „offizielle" und inhaltlich
weitgehend akzeptierte Darstellung der Scheibe. Der von ihm darge-
legte Zusammenhang zwischen der Winkelspanne der goldenen Randbögen von 82,7° und den Azimuten* der Sonnen-auf- und
-untergangsorte am Horizont des 52-ten Breitengrades, ca. 70 km
nördlich des Fundortes, ist unumstritten, weil leicht nachweisbar. Der

---

* siehe Erläuterungen S. 100

auffällige „Sternenkreis" im Inneren wird von ihm als Siebengestirn (Plejaden) gedeutet. Den anderen Goldplättchen weist er keine konkreten Fixsterne oder Sternbilder zu.

Jene seien nach Vergleichen mit sowohl von Computern generierten als auch von Studenten geschaffenen Zufallsverteilungen zwar „unregelmäßig, aber mit gewisser gegenseitiger Distanzwahrung" (a.a.O. S. 34) verteilt. „Die Hersteller … schufen ein Bild des sternbildfreien Sternenhimmels an sich, von dem sich nur die Plejaden abheben sollten" (ebenda). In einer Darstellung der Maßverhältnisse auf der Himmelsscheibe macht HEIKO BREUER (2010) anschaulich deutlich, dass fast alle der kleinen Goldapplikationen vergleichbar ähnliche Distanzen voneinander aufweisen. Die Vermutung einer inneren Ordnung

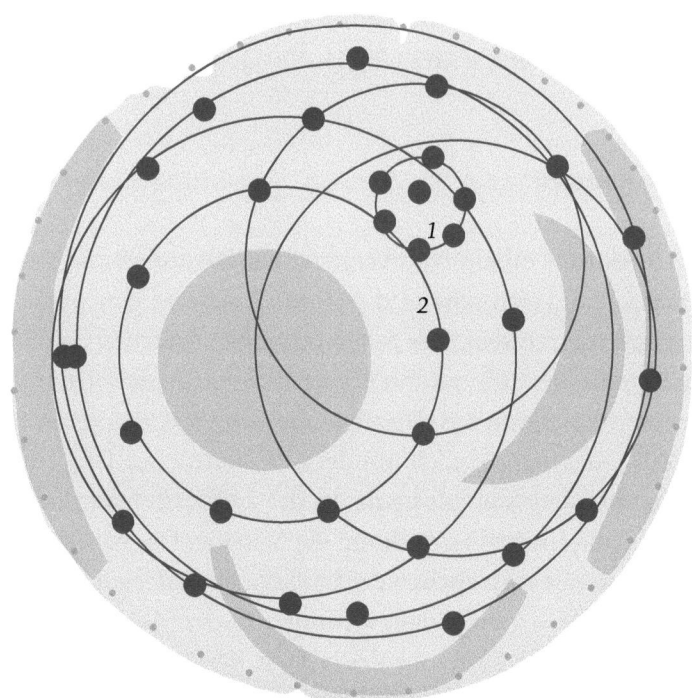

Abb. 2: Veranschaulichung weitgehender Äquidistanz der Goldplättchen. Außer bei den Kreisen 1 u. 2 besteht kein deutbarer Bezug zum Inhalt.

drängt sich hier zwangsläufig auf. Auch B. STEINRÜCKEN, Leiter der Sternwarte Recklinghausen, spricht von einer „unzufälligen Verteilung".

Weitergehende inhaltliche Interpretationen von W. SCHLOSSER beziehen sich auf die Nähe der Mondsichel zum Symbol des „Siebengestirns", der auffälligen kreisförmigen Gruppierung von sieben Plättchen. Beider Nähe wird als kalendarischer Hinweis auf bäuerliche, jahreszeitliche Orientierungen – eine „Bauernregel"* – interpretiert. Denn die Plejaden seien weltweit, „von den Indianerstämmen Mittelamerikas bis zu den Sumerern" als Kalendersterne benutzt worden. Sogar bis in die letzten Jahrhunderte habe man diese Regel in Litauen gekannt.

Diese Interpretation wird von RAHLF HANSEN (2008) unterstützt und dahingehend erweitert, dass in der Konstellation des Alters der zunehmenden Mondsichel zum Sternbild, wie auf der Scheibe dargestellt, die „Schaltregel" eines luni-solaren Kalenders zu sehen sei. Eine solche wurde allerdings erst 1000 Jahre später in Mesopotamien erwähnt und dort bereits angewandt. Doch soll ihre Kenntnis bereits viel früher von dort nach Mitteleuropa gelangt und wieder verloren gegangen sein (Hansen, 2011, S. 24). Eine eigenständige Entwicklung astronomischen Wissens traut HANSEN den frühen Mitteleuropäern eigentlich nicht oder nur bedingt zu (ebd. S. 28), obwohl er hätte wissen können, dass in Goseck, 25 Kilometer entfernt von Nebra, bereits 2000 Jahre früher ein Sonnenobservatorium existierte.

Für die Entwicklung der Scheibe werden mehrere Konstruktionsphasen angenommen. In diesen enthielt sie zunächst nur die „Sterne" und die großen inneren Symbole, später die Randbögen und zum Schluss erst die Lochungen. SCHLOSSER konstatiert den Wechsel von einer stellaren zur solaren Phase. Diese Phasen werden ganz offiziell als unterschiedliche kulturelle Epochen aufgefasst, innerhalb derer die

---

* „Wenn die Plejaden...aufsteigen., so beginne mit dem Mähen und pflüge, wenn sie untergehen...Gemeint war also der Beginn des bäuerlichen Jahres kurz vor der letzten Abendsichtbarkeit der Plejaden." (Schlosser, ebd. S. 39)

Scheibe je andere religiöse bzw. geistesgeschichtliche Befindlichkeiten der Menschen ausdrückte.

Der untere große Goldbogen wird auch von anderen Interpreten übereinstimmend als „Sonnenbarke" gedeutet, deren Vorbild eine in Ägypten beheimatete mythologische Vorstellung ist. Der zufolge wird die Sonne auf einem Boot vom Abend- zum Morgenhimmel transportiert. Die Einkerbungen an dessen Rändern werden als deren Ruder gedeutet.

Von den 39 Randlöchern wird angenommen, dass sie in einer späteren Verwendungsphase zur Befestigung auf einer Standarte gedient haben könnten, in der die Scheibe als zeremonielles Kultobjekt zur Schau gestellt wurde.

Diese hier nur angeschnittenen zentralen Gesichtspunkte „prominenter" Deutungen bilden sozusagen das „offizielle Skelett" der Scheibe. Nur diese werden an den Ausstellungsorten dargeboten. Auf weitere wird nicht hingewiesen. Von vielen anderen Interpreten werden sie vorbehaltlos übernommen* und individuell erweitert.

Andere interessante Auseinandersetzungen mit dem Objekt weisen mathematische Beziehungen von strukturellen Größen wie Umfang und inneren Ordnungen nach (B. STEINRÜCKEN, 2005) Es gibt viele kreative Deutungen und Vermessungen einzelner Merkmale und deren Beziehungen zueinander (s. dazu GRÄNZER. H.). Auch heftige und differenzierte Kritik an den „offiziellen" Deutungen sind im Internet zu finden (s. dazu: FELLER, M. u. KOCH, J.) u. (GRÄNZER.H. a.a.O.).

Diese wenigen Hinweise sollen genügen, um dem interessierten Amateur oder unvoreingenommenen Wissenschaftler als Anregung zur eigenen Vertiefung in die Materie zu dienen.

Das gilt in besonderer Weise für das Symbol der Sonnenbarke und der Randlöcher

1.4 Kritik

Die inhaltlichen Deutungen lassen sich im Wesentlichen in zwei Kategorien einteilen. Da sind die wissenschaftlichen Arbeiten archäoastronomischer Provenienz von H. MELLER, W. SCHLOSSER und R. HANSEN, die sich auf die Deutungen von wenigen Merkmalskonfigurationen beschränken. Sie werden in einem pragmatischen und späteren kultischen Kontext der frühzeitlichen Menschen betrachtet. Die Verfasser konzentrieren sich überwiegend auf das, was objektiv vorhanden und im geistesgeschichtlichen Zusammenhang für sie zu verstehen ist. Die Scheibe wird auf eine einfache, sekundäre kalendarische Funktion reduziert. Sie stellt dar und markiert nur einen zeitlichen Zusammenhang zwischen stellaren Gegebenheiten mit dem bäuerlichen Jahr. Bzw. behauptet sie den Hinweis auf eine Schaltregel. In diesen beiden Funktionen kann sie nicht von großem Nutzen und Erkenntniswert gewesen sein. Denn die von SCHLOSSER und HANSEN erwähnte und sehr viel später nach ihrer Entstehung von Hesiod verfasste „Bauernregel" kann ja keine im Voraus gesetzte „Planungsvorschrift" gewesen sein und galt als Beschreibung wohl auch eher für Griechenland denn für Mitteldeutschland. Anbau und Landbestellung existierten bereits lange vor dieser und unabhängig von den Sternen bzw. einer zentralen „Verwaltung". Die Menschen richteten sich natürlich in erster Linie nach den Wetterbedingungen in ihrem Umfeld. Sonst wären sie schließlich verhungert.

Zu der von Hansen behaupteten Schaltregel kann der Verfasser, als Laie, kein inhaltliches Urteil angeben. Allerdings verweist er auf die Widerlegung dieser These durch eine umfangreiche Arbeit von Feller und Koch.*

Die Phaseneinteilung ihrer Entstehung, der im Museum in Halle relativ große Bedeutung beigemessen wird, erachten wir als nicht besonders relevant in dieser Deutung. Zumal die zeitlichen Abstände der Metallbearbeitung nicht eindeutig bestimmt werden können. (Gold-

---

* S. Literaturverzeichnis S. 104

knappheit könnte evtl. eine Rolle gespielt haben). Hingegen halten wir eine geschlossene und intendierte Planung von Anfang an für naheliegender und notwendig. Die Beobachtung, Sammlung und Überlieferung astronomischer Daten zog sich mit Sicherheit über viele Generationen hin. Der Plan, das Konzept, der Entwurf und schließlich die Verwirklichung eines solchen elaborierten Kunstwerkes kann leicht vom Großvater bis zu dessen Urenkeln weitergegeben bzw. von diesen übernommen und verfeinert worden sein. Und ganz sicher hat man das Original nicht sofort in Gold ausgeführt.

Den Sonnenbogen als „Barke" zu deuten, hält der Verfasser eher für abwegig. Für ein mythologisches Symbol erscheint der Bogen zu „sachlich" und – wie gezeigt werden wird – der Konzeption der intendierten Botschaft eher angepasst. Außerdem ergibt die Verfremdung eines Symbols (Sonnenbarke) keinen Sinn: Man versteckt kein Symbol in einem anderen Symbol. Denn das Aussehen eines Bootes muss den Konstrukteuren zumindest bekannt oder überliefert worden sein; wenn die ersten Boote in Mitteleuropa zur Zeit der Himmelsscheibe entstanden, wird man sie kaum zugleich in abstrakten Symbolen dargestellt haben.

Befremdlich auch wirken die Deutungen der zweiten Kategorie, in denen mit aufwändigen Berechnungen konkrete Sterne und Sternbilder nachgewiesen werden. Diese müssen allein schon deshalb bezweifelt werden, weil wir im Winter mit Ausnahme der Zirkumpolarsterne einen anderen Himmel sehen als im Sommer. Eine jahreszeitliche Zuordnung der Scheibe lässt sich nicht durchführen.

In einem kürzlich erschienenen Werk wird die Umstellung einer frühzeitlichen 8-Tage-Woche auf eine solche mit sieben Tagen vermutet und „nachgewiesen". Ja sogar die gegenwärtig geläufigen Symbole des Tierkreises seien zu erkennen (LORENZ. T. 2009). Eine kürzlich im Internet veröffentlichte Deutung weist sie mit mathematischen Berechnungen präzise als einen hochgradig technologischen Gebrauchsgegenstand zur kalendarischen Bestimmung aus (HAMPL, H.). Andere finden in ihr die Kreiszahl Pi oder sogar die Euler´sche Zahl. Wozu sollen diese den Menschen denn damals in einer schrift- und zahlenlosen Zeit genutzt haben? Angesichts solcher aufwändigen Analysen und Berechnungen bleibt der Laie beeindruckt und verunsichert zurück. Sie helfen ihm wenig zum nachvollziehbaren Verständnis der bronzezeitlichen Funktion der Scheibe. Eine solide Plausibilität ist dem Verfasser bisher in keiner Interpretation begegnet. Auch konnte mit einer derartigen „Kodierung" der Sterne damals kein Nutzen verbunden gewesen sein. Sie wäre „naiv". Denn man kannte ja die Bilder am Himmel, wozu brauchte man sie also auf der Scheibe? Für eine symbolhafte Ritualmonstranz reichte die von SCHLOSSER erwähnte Zufallsverteilung der Sterne. Wir halten deshalb die in den Medien immer wieder auftauchende Titulierung der Himmelsscheibe als „erste konkrete Darstellung des Sternenhimmels" für eine unzutreffende und mediengerechte aber inhaltlich nicht nachvollziehbare Beschreibung.

Allen bisher vorliegenden Deutungen ist jedoch eines gemeinsam: Keine von ihnen weist den Randlöchern eine relevante Bedeutung zu. Lediglich zur Aufhängung und Befestigung sollen sie gedient haben. Im MUSEUM FÜR FRÜHGESCHICHTE in Halle informiert direkt neben dem Ausstellungsraum eine Wandnotiz sinngemäß den Besucher, dass mit der Anbringung der Löcher eine nachlässige, entwertende Behandlung der Scheibe eingesetzt habe. Und in der ARCHE NEBRA, nahe der Fundstelle, wird schriftlich in einem ebensolchen Wandhinweis noch im Juli 2011 dokumentiert: **„Die Abstände der Löcher sind unregelmäßig. In ihrer Anordnung ist kein System zu erkennen, kein Bezug zu der Barke und den Gestirnen feststellbar."**

Trotz des hier Gesagten weist der Verfasser darauf hin, dass die von SCHLOSSER und HANSEN vorgeschlagenen Deutungen von der eigenen Interpretation unberührt bleiben. Deren Falsifizierung stehen nicht im Fokus dieser Arbeit. Das wäre dem Verfasser als Laien gar nicht möglich. Die von ihnen dargestellten Funktionen sind zwar unabhängig von den hier aufgedeckten Zusammenhängen denkbar. Beide verfehlen aber den wirklich relevanten, symbolisierten Informationszusammenhang des Gesamtkomplexes der Scheibe.

Einen wichtigen Aspekt zu erwähnen, soll hier allerdings nicht versäumt werden: Es ist streng zu unterscheiden zwischen Deutungen mythologischen und homologen Charakters. So entspringen die Deutungen MELLERS und SCHLOSSERS, dass die Scheibe nach verändertem kulturellem Weltbild einer neuen Epoche mit anderem Wissen vergraben wurde, weil sie jetzt nutzlos war, reinen Projektionen subjektiver Weltbilder und Vermutungen. Das Gleiche gilt nicht minder für die Interpretation, die der Verfasser am Schluss für den Beifund anbietet. Diese ist lediglich „künstlerisch" inspiriert, erhebt keinen Anspruch auf Anerkennung und ist eher eine private Sichtweise, die dem Verfasser schlüssig erscheint. Anders verhält es sich mit Interpretationen, die sich auf homologe Symbole beziehen. Hier wird ein Merkmal mit einer in der Realität auffindbaren phänomenalen Entsprechung in überprüfbaren, relationalen Zusammenhang gebracht.

Darum sei an dieser Stelle noch einmal empfohlen, sowohl die Randlöcher als auch die von SCHLOSSER und STEINRÜCKEN erwähnte regelmäßige Verteilung der Plättchen in das Kalkül der Deutungsmöglichkeiten einzubeziehen. Denn wie letzterer bemerkt, sei es „vermutlich ... aussichtslos, den genauen Grund ermitteln zu können" (warum eigentlich? Verf.), warum der Künstler diese unzufällige Verteilung gewählt hat. Es sei aber von Interesse, auch alternative Deutungsmöglichkeiten zu diskutieren. Denn im Gleichmaß der Symbolverteilung könnte sich ja auch ein verborgenes Gestaltungsprinzip äußern, das in der Anwendung eben diese äquidistante Flächenfüllung hervorbringt. Dann ließe sich vielleicht das geometrische oder astronomische Gestaltungsprinzip durch Dechiffrierung der Symbolverteilung rekonstruieren" (STEINRÜCKEN, a. a. O., S. 1). Genau dies soll mit der hier vorgelegten Arbeit geschehen und sinnfällig verdeutlicht werden.

1.5 Die Erfahrungsgrundlagen der Konstrukteure

Wir modernen Menschen leben und handeln in unserem heliozentrischen Weltbild, dessen ausschließlicher Mittelpunkt die Sonne ist. Dieses System ist für uns nicht sichtbar, sondern lediglich durch ge-

dankliche Abstraktion erkennbar. Es ist keine Erscheinung, keine sinn-
liche Empirie. Dadurch werden wir losgelöst von unserem geozentrischen Erfahrungsraum, in den wir mit unserer Körperlichkeit und
unseren Sinnen eingebettet sind, der uns geformt und mit seinen Erscheinungen „informiert" hat. Die Jahrtausende während geistige
Entfremdung von unserer natürlichen Umwelt, d. h. von unserer sub-
jektiven, geozentrischen Lebenserfahrung, führt z. B. dazu, dass wir
die Zeit abstrakt und linear erleben, saisonale, klimatische Bedingungen werden hingegen vorwiegend „emotional" entweder als störend
oder angenehm bewertet.* Es ist deshalb auch kaum verwunderlich,
dass der Verfasser vielen durchaus gebildeten Zeitgenossen begegnete,
die über die Wandlungsphasen des Mondes und die nähere Himmelsmechanik nichts wussten.

Die Würdigung des Mondes, der für das Leben auf der Erde die
zwar sekundäre aber durchaus gleiche Bedeutung hat wie die Sonne,
ist dem Menschen durch das mosaische Verbot, das goldene Kalb an-
zubeten**, gründlich abhandengekommen. Auch die Planeten, die
einst alle mit den Namen von Göttern belegt wurden, sind wie diese
aus dem alltäglichen Bewusstsein verschwunden, ja nicht einmal im
Planetarium (sic!) der Arche Nebra werden sie erwähnt.

Ganz anders war es hingegen bei unseren Vorfahren der Stein- und
Bronzezeit. Wir müssen uns deren Welt einmal völlig ohne künstli-
ches Licht vorstellen: Der Mensch braucht zum Leben und Wirken das
Sonnenlicht, ohne das er nichts erkennen, ja sich kaum fortbewegen
kann. Er war deshalb völlig dem Wechsel von Tag und Nacht unter-
worfen. Nachts war unten nichts zu sehen. Also konnte er seinen Blick
nur zum Himmel hinauf wenden, sofern der klar war. Umso mehr gewannen dessen Erscheinungen, u. a. das Mondlicht, an Bedeutung,
denn das erleuchtete wenigstens partiell die Erde und gab Orientierung. Der Mond zog somit nachts durch seine milde Prägnanz die Auf-

---

* Bei anhaltenden, bereits Besorgnis erregenden Trockenperioden in unseren Breiten ist
man geneigt, diese als „schönes Wetter" zu bezeichnen.
** 2. Mose, Kap. 32

merksamkeit auf sich und wurde gleichsam zum Objekt der Erkenntnis all seiner Erscheinungen und Bedingungen, die er sogar mit in den Tag hineinträgt, und die schließlich zum Verständnis der kosmischen Umwelt unerlässlich waren. Vor allem in den nördlicheren Breiten Europas, in denen die Unterschiede jahreszeitlicher Tageslängen besonders hervortreten, waren deren Wechsel von lebenswichtiger Bedeutung.

Das erwachende Bewusstsein der Menschen für Gegebenheiten, die über ihre Lebenssicherung hinausgingen, war eng mit der geozentrischen Welterfahrung verbunden. Das geistige Ausgreifen in die Welt und die Gestaltung des eigenen Lebensraumes musste sich zwangsläufig an den Ordnungen der Himmels und der Zeiten ausrichten und war von diesen geprägt. So rückte also nach der Sonne, die den täglichen „Broterwerb" begleitete und dem Chaos der „zehntausend Dinge", der Mond in den Fokus des müßigeren Lebens. Das führte notwendig zur Erkenntnis „übergeordneter" Systeme.

Nach angeborenen, grundlegenden Gesetzmäßigkeiten der Wahrnehmung tritt das ins Bewusstsein, was sich verändert und bewegt. Jede Wahrnehmung wird im Raum und jede Erfahrung in der Zeit zur „Gestalt", zu einem integrierten Ganzen, das der Mensch als lebenswichtig mit Sinn erfüllt. So ist es leicht ersichtlich und von der Historie bestätigt, dass in einem kulturellen Schritt der Erweiterung des Bewusstseins der Mond die wichtigste Anregung und geistige Herausforderung bilden konnte.

Dessen zunächst unverständlichen Erscheinungen vor dem trotz seiner gleichförmigen Bewegung unveränderlichem Sternenzelt und die Bewegungen der fünf sichtbaren Wandelsterne, als Figuren vor dem kosmischen Hintergrund, bildeten den Antrieb und die Erfüllung der metaphysischen Triebstruktur des Menschen: sein innerstes Bedürfnis nach Erkenntnis der grundlegenden Bedingungen des Seins.

Der Mond enthüllt die immanente Ordnung des geozentrischen Himmels. Analog dazu führt sehr viel später, in einem nächsten kosmisch-kulturellen Entwicklungsschritt, schließlich das Rätsel der Planetenbewegung in Resonanz mit dem sich entwickelnden Weltgeist zum heliozentrischen Weltbild. Nicht umsonst waren die Wandelsterne göttliche Erscheinungen und der Mond galt im alten Ägypten als der Vermittler des Zählens und der Schrift. Seine Bedeutung als Wegbereiter und Symbol geistiger Entwicklung kann grundsätzlich nicht hoch genug eingeschätzt werden.

Wir können uns also ganz konkret vorstellen, dass die Menschen als Jäger und Sammler den Mond zunächst vor allem in seiner Bedeutung für ihre nächtlichen Aktivitäten und Jagden beobachteten und nutzten. Später als sesshafte Siedler erkannten sie mit dem Ackerbau den Zusammenhang der Jahreszeiten mit dem Sonnenlauf. Um sich daran anzupassen, war die Entwicklung von Systemen notwendig, mit Hilfe derer sie das Sonnenjahr überschauen und gliedern konnten. Um ein Sonnenobservatorium, wie Goseck* oder den Denghoog** zu entwickeln, die letztlich „Kalenderbauten" waren, mussten sie generationenübergreifend, Jahrzehnte lang, täglich Beobachtungen machen, sowie Markierungen und Zeichen setzen. Dies wurde innerhalb größerer Siedlungsgemeinschaften zur ausschließlichen Aufgabe besonderer gelehrter Personen. So war es nur folgerichtig, dass diese im Laufe der Jahrzehnte alle Erscheinungen der Himmelsdynamik entdeckten. Es ist sogar sehr naheliegend, dass sie zwangsläufig große Zyklen wie die 19jährige „Metonperiode" und deren luni-solaren Zusammenhänge erkannten. Parallel dazu entwickelten die „Priester" natürlich Zählsysteme mit überschaubaren Längen (Wochen, Monate) mit denen sie ihre Kontrolle der Jahreszeiten zweckmäßig perfektionieren konnten, um diese schließlich für saisonale Rituale und religiöse Feste der Gemeinschaften zu nutzen. Kontrolle, Überlieferung und Lehre zwischen „Meistern" der Himmelskunde und Schülern wurden zu festen Institutionen. Geheimwissen und Macht waren die Folge.

---

* *s. unten, S. 81*
** *S. 61*

Die Himmelsscheibe kann als eine „Dokumentation" solchen Machtwissens angesehen werden. Dies wird durch die Art des Beifundes unterstrichen.

Es ist also naheliegend und deshalb wird hier davon ausgegangen, dass die Konstrukteure infolge Jahrhunderte langer Beobachtungen gezielt Kenntnisse über die folgenden unterscheidbaren Phänomene erlangten, die aus den Dynamiken von Sonne, Mond und Sternen folgen:

Für die Sonne:
- Sonnenwenden und Äquinoktien,
- Wanderung der Auf-und Untergänge über den Horizont (wechselnde Azimute im Jahreslauf),
- daraus folgend: Länge des Sonnenjahres (mit 365 Tagen),
- die extremalen Kulminationshöhen der Sonne im Winter und Sommer,
- Sonnenfinsternisse (total u. ringförmig).

Für den Mond:
- wechselnde Mondphasen und -gestalten,
- daraus folgend: Länge des synodischen Monats (29,5 Tage),
- Länge des siderischen Monats (27 Tage)
- die extremalen Höhen des Mondes im Sommer und Winter,
- daraus folgend: große und kleine Mondwenden,
- daraus folgend: 18,6jährige Zyklus,
- und seine Kulminationshöhen-Differenzen,
- die „Himmelsleiter" des Vollmondes (6 monatliche diskrete Stufen im Jahreslauf),
- Mondfinsternisse.

Für Sonne und Mond im Zusammenhang:
- Differenz zwischen Mond- und Sonnenjahr,
- stets gleicher Kulminationsort beider Gestirne,
- „Metonzyklus",
- Sarosperiode.

Für den Sternenhimmel:

- Bewegungen von fünf sichtbaren Planeten,
- Zirkumpolarbewegung der Sterne,
- daraus folgend: Winkelhöhe des Himmelspols,
- „Tor der Ekliptik" (Plejadenbedeckung).

Es wird sich im Laufe der Analyse erweisen, dass sämtliche hier angeführten Phänomene auf der Scheibe entweder konkret nachgewiesen oder aber plausibel aus ihrem symbolischen Zusammenhang heraus gedeutet werden können.

1.6 Die Methode

Der Auswertung lag die offizielle Abbildung der Himmelsscheibe von Jurek Liptak, Landesamt für Frühgeschichte und Archäologie in Halle, in Originalgröße zu Grunde. Über diese Ablichtung wurde ein Koordinatensystem gelegt, dessen vier Grenzlinien durch die je äußersten Randlöcher verlaufen und ein genau rechtwinkliges Viereck ergeben.

Insgesamt erwiesen sich lediglich 8 symmetrische Referenzpunkte, die sich alle auf den Rand bezogen, als relevant. Von diesen wurden Winkelmessungen durchgeführt. Es handelte sich also nicht um willkürlich ausgewählte Bezugspunkte, sondern ausschließlich um wohldefinierte raum-zeitlich symbolisierte Orte, „astronomische" Punkte der Scheibe. Diese entsprechen den acht kardinalen Himmelsrichtungen (N, NO, O, SO, S, usw.).

Alle Peilungen wurden stets in gleicher Weise, analog, an den entsprechenden und definierten Goldpunkten ausgerichtet.

II. DIE ZEICHENLOGIK DER HIMMELSSCHEIBE

2.1. Grundsymbolik

Fragmentierte Darstellung einer Sonnenfinsternis

Katastrophen und Traumata verändern das Bewusstsein der Menschen. Die plötzliche und unerwartete Erfahrung einer Sonnenfinsternis wurde in vorgeschichtlichen Zeiten wahrscheinlich als unerklärliche Existenzbedrohung erlebt.* Vergleichbar mit einem unerwarteten Atompilz in unserer Zeit. Insofern war sie ein hinreichender Anlass, sich verstärkt der Himmelsbeobachtung zuzuwenden. Es ist denkbar, dass danach regional sogar eine Art zeitlicher Kontrolle bzw. Kalender eingeführt wurden. Auch heute, „zwanzig Jahre nach Tschernobyl", zählen wir die Jahre nach desaströsen Katastrophen und Bedrohungen. Ein kollektives, emotional beeindruckendes „Erweckungserlebnis" war sie sicherlich damals so wie heute. Sie wurde wahr-

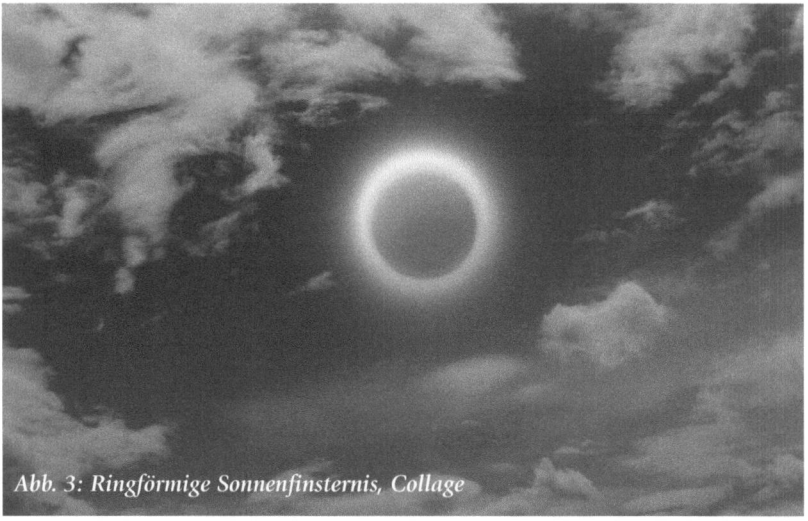

Abb. 3: Ringförmige Sonnenfinsternis, Collage

---

* *Noch heute neigen abergläubische Menschen dazu, diese mit Katastrophen und Weltuntergangsszenarien zu verbinden.*

scheinlich „dokumentiert" und in Mythen und Sagen tradiert. Hierbei konnten leicht religiöse Aspekte und Deutungen eingeführt und wichtig werden. Indem man das Ereignis nicht nur auf „göttliche" Einflüsse zurückführte, sondern dafür bereits die Bedeutung des Mondes erkannt hatte, diente eine Sonnenfinsternis folgerichtig als Anstoß zu genauerer und systematischer Himmelsbeobachtung. Insofern kann diese auch zur Konstruktion der Himmelsscheibe angeregt haben.

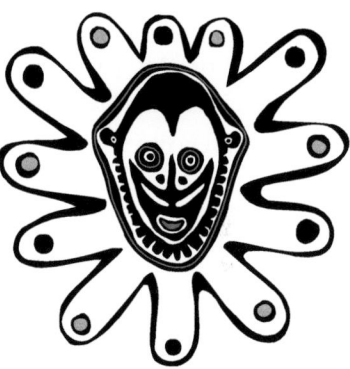

Die nebenstehende Abbildung zeigt nach Ansicht des Verfassers die mythologische Darstellung einer ringförmigen Sonnenfinsternis aus Papua Neuguinea. Der damals bereits offensichtliche Zusammenhang von Sonne und Mond wird in der Abbildung durch die zwölf „Strahlen" deutlich. Diese haben abwechselnd (zwei-)farblich ver-

Abb. 4: Nachbildung einer „Maske Gottes" aus Papua Neuguinea, Original im Museum für Völkerkunde in Basel

schiedene Punkte. Mit ihnen sind die beiden „Himmelsleitern" gemeint: Einander abwechselnd steigen im Jahreslauf der Vollmond und der Schwarzmond auf sechs Stufen am Himmel hinauf und herab (und umgekehrt).

Die Himmelsscheibe kann als Zeugnis einer solchen zeitlichen Zäsur gelten, nach der das astronomische Wissen für die Menschen bedeutsam wurde. Deren Inhaber gewannen gesellschaftliche und religiöse Macht. Diese war mit Insignien und Symbolen verbunden. Wie wir noch sehen werden, ist die äußerst geniale und perfekte Verschlüsselung und deren symbolisierte Darstellung ein würdiges Instrument für deren Inhaber.

In der Übereinstimmung von Form und Inhalt ihres Aufbaus wurde sowohl künstlerisch das prägende Ereignis einer Sonnenfinsternis dargestellt als auch das vollständige Wissen jener Zeit integriert und überliefert.

Die beiden Randbögen und die sogenannte Sonnenbarke können als Darstellung von Fragmenten einer ringförmigen Sonnenfinsternis erkannt werden.* Nicht nur die Prägnanz dieser drei großen Merkmale, die das Bild stark bestimmen, deutet auf einen solchen Inhalt hin. Auch die übereinstimmende Größe der zum Vollmond geschlossenen Mondsichel mit dem Innenkreis des Sonnenbogens (vgl. dazu Breuer, a.a.O.) verweist auf diesen Zusammenhang: Der vollständige Außenkreis der Mondsichel bedeckt den vervollständigten Sonnenbogen zu einer ringförmigen Verfinsterung, wohingegen der vollständige Innenkreis über die Sonne gelegt eine totale Finsternis ergibt. Wie

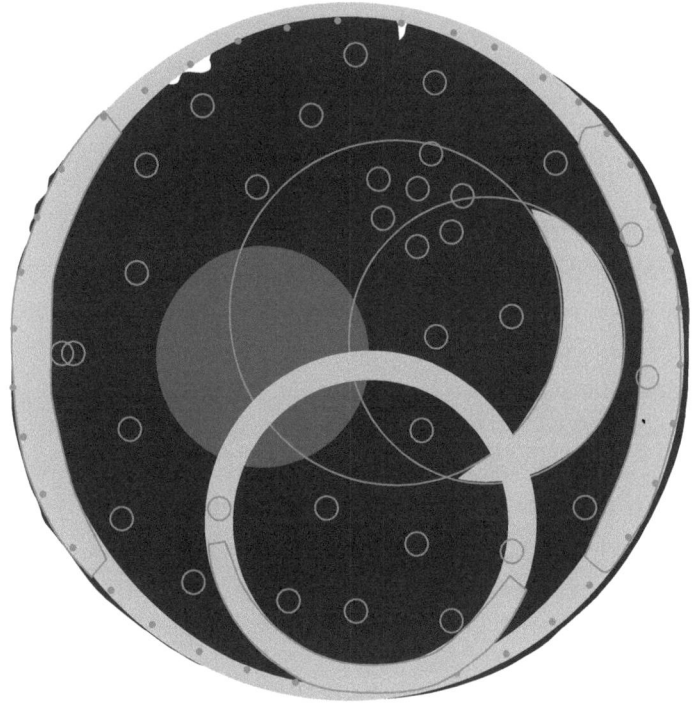

Abb. 5: Grundsymbolik I
Die Ringförmige Sonnenfinsternis

---

* *Eine solche wurde für 1639 v. Chr. nachgewiesen (BRUNO DEISS o. J.).*

in der Abbildung zu sehen ist, wird hier das Thema „Sonnenfinsternis" gleich doppelt angedeutet. Wir finden es noch ein drittes Mal auf der Scheibe. Wenn die Konstrukteure mit den Randbögen keine ringförmige Sofi andeuten wollten, so hätten sie die Azimutbereiche sehr leicht mit sehr viel weniger Gold – etwa durch vier schmale Streifen – kennzeichnen können.

2.2. Struktursymbolik

2.2.1 Randbögen und Quadranten

Die Randbögen stellen erwiesenermaßen die sich verändernden Auf- und Untergangsorte (Azimute) der Sonne in deren Jahreslauf dar (s. dazu W. SCHLOSSER, a.a.O.). In ihren Wanderungen durchläuft die Sonne zweimal diese beiden Horizontbereiche. Indem wir die Scheibe an deren Endpunkten diagonal teilen, lassen sich vier für die Gesamtdeutung relevante Sektoren definieren. Den Schnittpunkt der Diagonalen betrachten wir als den Beobachtungsort auf der Erde. Denn nur von hier aus können die Peilungen für die Horizontbögen durchgeführt worden sein. Er liegt auf dem zentralen Rundsymbol. Deshalb gilt in dieser Deutung das zentrale Symbol als „Erde", was sich unten (S. 52) als zweckmäßig erweisen wird. Die Auf- und Untergangsorte der Sonne an den nördlichen und südlichen Enden der Randbögen definieren jeweils den kürzesten Tag bzw. die kürzeste Nacht des Jahres. Die so entstandenen Sektoren symbolisieren nunmehr ganz abstrakt und allgemein den Tag und die Nacht als solche. Infolgedessen sind die in diesen beiden Sektoren liegenden Symbole und Randlöcher jeweils kontextuell mit Bezug auf Tag und Nacht zu interpretieren.

Die beiden Randbögen kennzeichnen natürlich auch die Auf- und Untergangsorte des Mondes am Horizont. Allerdings fallen dessen Azimute nur zweimal in 18 Jahren mit denen der Sonne genau zusammen und stimmen dann exakt mit den Randbögen überein. Ansonsten

31

übersteigt bzw. unterläuft der Mond zwischen großer und kleiner Mondwende* diese horizontalen Wenden der Sonne. Er pendelt sozusagen zwischen seinen extremalen Orten am Horizont und denen am Himmel. Weil dieses imaginierte Pendel gleichmäßig um die Sonnenwendpunkte schwingt, können wir hier für unsere Deutung getrost die Längen der Randbögen als die „durchschnittlichen" Mondverläufe betrachten und so für unsere weitere Deutung benutzen.

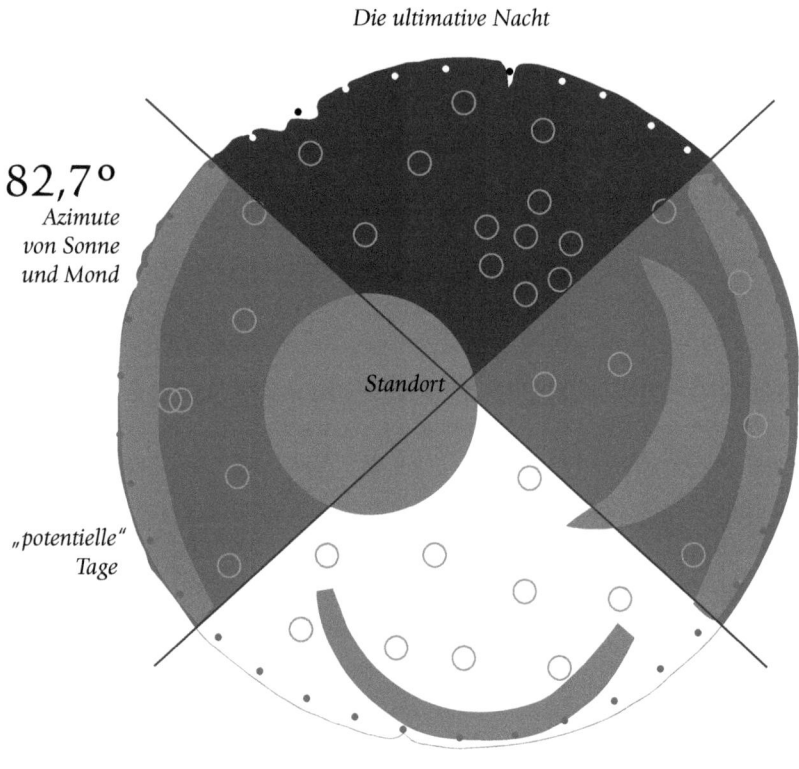

Die ultimative Nacht

82,7°
Azimute
von Sonne
und Mond

Standort

„potentielle"
Tage

Der ultimative Tag

Abb. 6: Erneute Fragmentierung der Symbolik in unterscheidbare Einheiten

---

* *S. Erläuterung S. 101*

Die zwei anderen, hier grau dargestellten Bereiche sind jeweils „Halbjahressektoren"; viele ihrer Symbole beziehen sich deshalb auf das Jahr als bedeutende Bezugsgröße.

2.2.2 Die Randlöcher

Die Scheibe war mit insgesamt 39 Randlöchern versehen. Diese Zahl ist nicht zufällig und wird sich noch als grundlegend und hilfreich für die Gesamtdeutung und die Kalenderfunktion erweisen. Die Löcher als solche haben wechselnde Bedeutungen. Je nach thematischem Zusammenhang können sie als Symbole für Tage, Jahre, Sonnenstände, Vollmond oder einfach als „Zähler" angesehen werden. Insgesamt wird sich herausstellen, dass ihre Anzahl und Verteilung so genial und vortrefflich angeordnet wurde, dass sich mit deren Hilfe alle für den Laien verständlichen astronomischen Phänomene in Erdnähe „ohne Rest" erklären lassen.

Auch bietet sich hier ein erster Anlass zur Entwicklungstheorie einer universellen Zeichensymbolik. Schließlich können auch wir mit einzelnen, individuellen Zeichen (Buchstaben) ganz unterschiedliche, semantische Aussagen machen.

2.2.3 Der Weg des Mondes

Auf der Abbildung 7 ist der Horizont des längsten Tages, der Sommersonnenwende am 21. Juni, dargestellt. Infolge der Erddrehung überstreicht die Sonne scheinbar diesen Bereich. Für den Mond jedoch ist dies der Bereich, den er auch tatsächlich durchwandert – mit den eben erwähnten Über- und Unterschreitungen bis zu 5° im Rahmen der Mondwenden – und in dem wir in 29,5 Tagen seinen vollständigen Gestaltwandel beobachten können. Das nennen wir eine Lunation, einen Monat. Die Himmelsscheibe weist für diesen Bereich 29 Randlöcher auf. Bei genauerem Hinsehen wird deutlich, dass es sich sogar um „29,5 Löcher" handelt. Denn der nordöstliche Randbogen ragt um eine halbe Lochdistanz weiter in die nächste Lücke. Die Zählung beginnt nach Sonnenuntergang im Westen, also dort, wo die erstmalige Sichtbarkeit des jungen Mondes nach dem Neumond stattfindet. Bis heute ist es üblich, dort den Beginn des Monats bei Mondkalendern, d. h. den Beginn eines neuen Mondzyklus einzuordnen (wie z. B. im Islam). Damit haben wir erstmals über den Mond die wahrscheinlichen Himmelsrichtungen der Scheibe festgelegt, so wie sie in dieser Deutung genutzt werden.

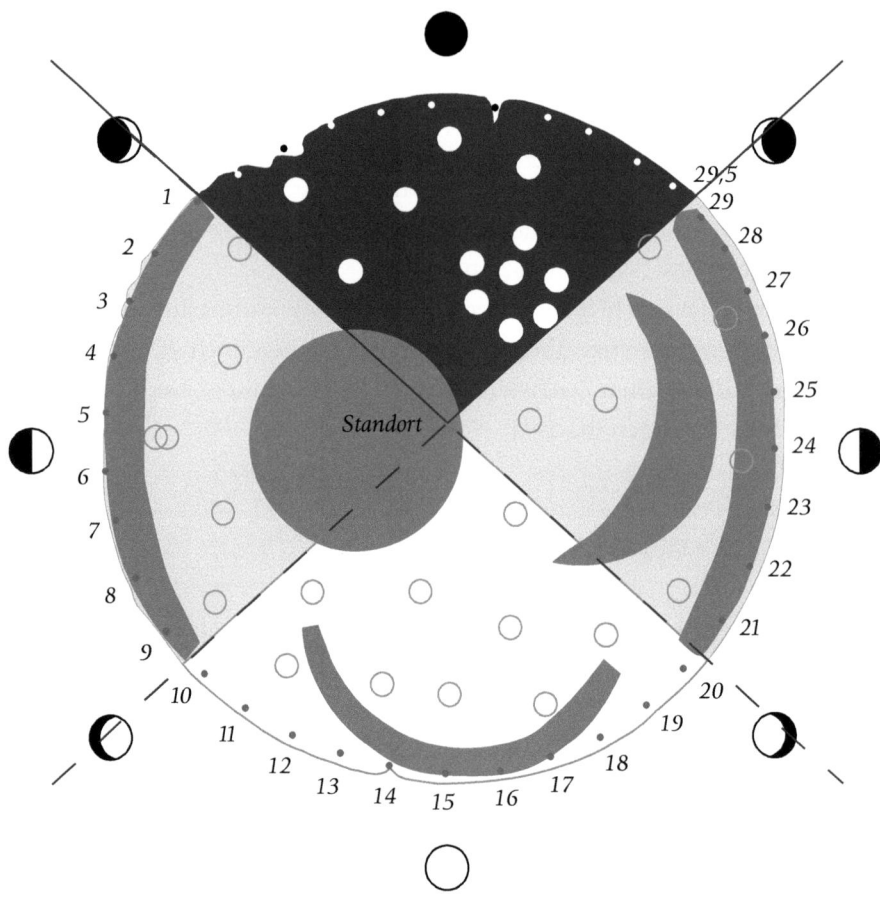

Abb. 7: Relevanz der Randlöcher
am Beispiel einer Lunation (schematisiert) = 29,5 Tage

Aufgrund unserer Aufteilung der Scheibe in Sektoren finden wir in dem nördlichen (Nachthimmel) nun insgesamt 12 Goldplättchen (gleich 12 Monate) und den kleinen Rest eines dreizehnten. Die Annahme, dass es sich hier um die vollständige symbolische Darstellung des Mondjahres (mit Bezug zum Sonnenjahr) handelt, ist nahe liegend. Die Konstrukteure haben sich dabei sogar einer gewissen „Begrifflichkeit" bedient. Denn sie nutzten zwei Kategorien, zwei Klassen, von „Zählern": Löcher für die Tage und Plättchen für die Monate; diese werden bezeichnender Weise und logisch korrekt in völlig voneinander getrennten Bereichen platziert.

Haben wir es hier bereits mit einem Beispiel sprachlicher Abstraktionsbildungen und deren Darstellung zu tun?

Eine zufällige Anordnung und Übereinstimmung mit Daten des Jahres erscheint in dieser Konfiguration als äußerst unwahrscheinlich. Und selbst wenn sie es wäre, könnte man dieser Deutung die Plausibilität nicht versagen.

2.2.4 Bezugspunkte zu Raum und Zeit

Die symbolische Relevanz der Randlöcher wird in einem nächsten Schritt noch deutlicher: Im Tagessektor befinden sich 11 von ihnen. Diese symbolisieren zunächst natürlich im Zusammenhang mit den 29,5 Tagen der Mondbahn genau die Differenz, die dem 354-tägigen Mondjahr am Sonnenjahr fehlt. Die „Betonung" liegt hier auf „Tage". Um die Rechnung zu vervollständigen (ohne die Deutung überstrapazieren zu wollen), betrachten wir auch den Nachtsektor. Dieser enthält nur 10 Löcher. Da die nördlichste, die „ideale Nacht" sich durch die Abwesenheit von Sonne und Mond auszeichnet, werden jetzt nicht die Löcher als deren mögliche Symbole berücksichtigt, sondern deren Zwischenräume, „die Leere", die Intervalle. Von diesen finden wir ebenfalls 11. Wir können also sagen: Dem Mondjahr fehlen genau 11 Tage und 11 Nächte zum Sonnenjahr.

Mag dieser nächtliche Aspekt auch nicht von besonderer Bedeutung für die Interpretation des Scheibeninhalts sein, das 6. Loch im Tagessektor ist es umso mehr.

Dieses Loch kennzeichnet genau die südliche Mitte des Tages (die sechste „Stunde", nach unsrer heutigen Zeitrechnung, wenn es sich um die Tag- und Nachtgleiche handelte, aber die ist mit diesem Sektor nicht gemeint.). Darüber hinaus markiert es den unteren Scheitelpunkt der „Sonnenbarke" (ab jetzt „Sonnenbogen") und bekommt

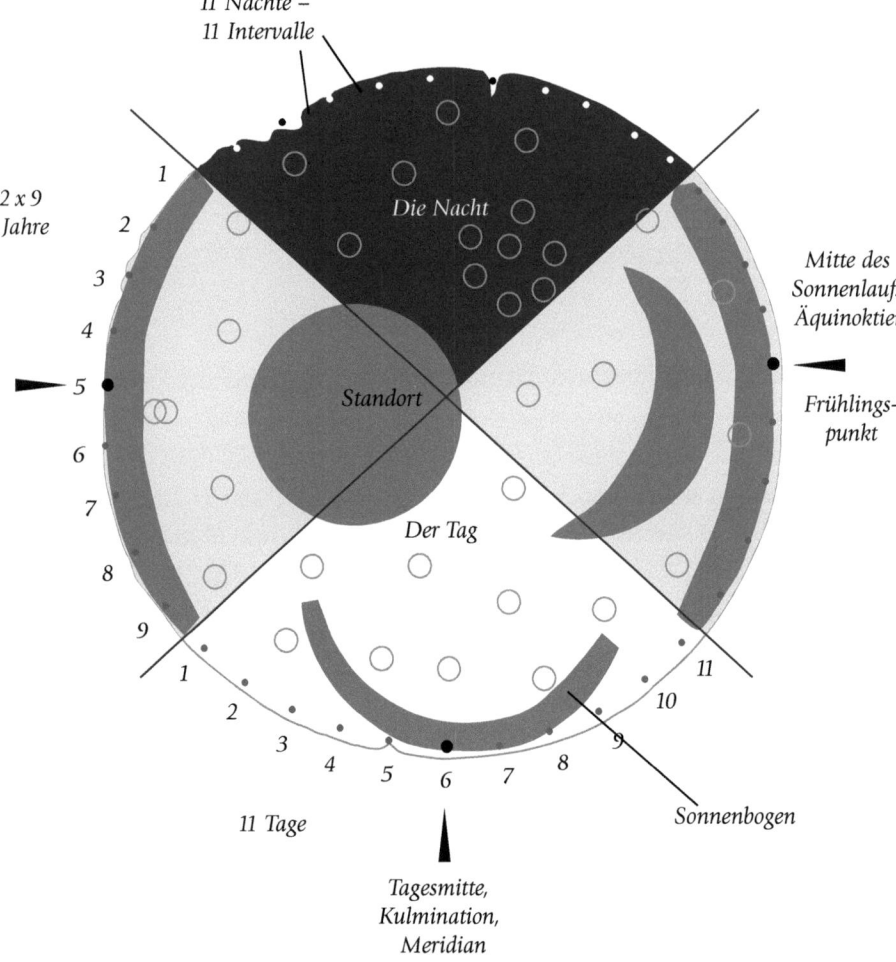

Abb. 8: Differenzierung der Sektoren

dadurch seine hervorgehobene, „prominente" Bedeutung: Tagesmitte, südlichster Punkt der Scheibe und Fußpunkt des Bogens fallen zusammen. Es ist das Symbol aller Kulminationen*, denn die finden genau hier statt. Die gehäufte Möglichkeit der Bedeutungszuweisung für dieses zentrale Randloch erlaubt es uns, die sogenannte Barke eindeutig als Sonnensymbol zu definieren, worauf ja bereits oben mit ihr als Fragment einer Sonnenfinsternis hingewiesen wurde. Das Mittelloch stellt somit den Wendepunkt des Sonnenbogens im doppelten Sinn, den Kulminationsort, den Süden am Horizont und den Meridian der Scheibe dar. Es wird im Gesamtkontext der Scheibe zu deren relevantestem Bezugspunkt.

Es ist nun außerdem leicht ersichtlich, dass analog zu diesem auch das 5., mittlere Loch des östlichen Horizontbogens eine hervorgehobene Bedeutung hat: Dieses stellt die zeitliche Mitte des Sonnenlaufes zwischen den Solstitien* dar, die Äquinoktien*.

Auch dieses Loch wird symbolisch hervorgehoben: Seine Signifikanz erhält es allerdings durch die Platzierung in die exakte Mitte zwischen den beiden verdeckten Plättchen. Es wird sich noch als bedeutungsvoll für andere, innere symbolisierte Zusammenhänge auf der Scheibe erweisen.

Die beiden Sektoren der Randbögen enthalten jeweils 9, insgesamt also 18 Löcher. Sie lassen sich – wie unten gezeigt wird – schließlich mit der 18-jährigen Sarosperiode in Zusammenhang bringen.

2.3 Verborgene Variablen*

2.3.1 Die Vermessung des Himmels

Die Himmelsmechanik, d.h. die miteinander zusammenhängenden Bewegungsabläufe des Systems Sonne, Erde und Mond – die Planeten bleiben hier unberücksichtigt – manifestiert sich für den

---

* Siehe Erläuterungen S. 102

Beobachter in drei verschiedenen dynamischen Erscheinungsweisen:
1. In der Veränderung der Kulminationshöhen, abhängig von den sich
verschiebenden Aufgangsorten am Horizont. Beide werden sowohl
durch die Neigung der Erdachse zu deren Umlaufbahn (Ekliptik) als
auch durch die zu dieser geneigten Umlaufbahn des Mondes bewirkt.
2. Im monatlichen Wechsel der Mondphasen durch dessen Wanderung um die Erde. Je näher er dabei der Sonne kommt, desto schma-
ler wird seine Gestalt und umgekehrt.

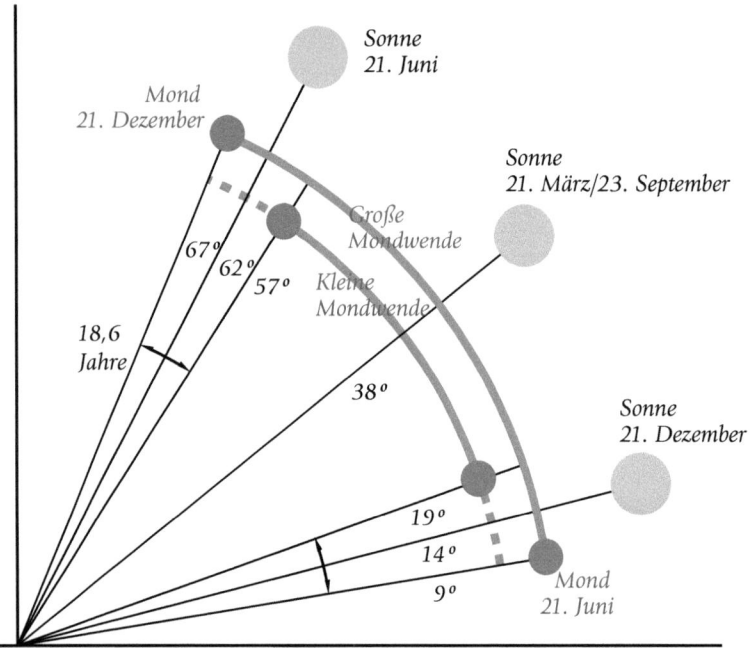

*Abb. 9: Geometrie der extremalen Kulminationshöhen von Sonne und Mond
am 52. Breitengrad um ca. 2000 v. Chr.*

3. In der komplementären Symmetrie der Positionen beider Gestirne
am Himmel im Jahreslauf: Steht die Sonne im Sommer hoch, so steht
der Vollmond dagegen tief im gegenüberliegenden Tierkreis, im Winter ist es genau umgekehrt. Beide wandern in quasi komplementären,
symmetrischen, monatlichen Schritten auf einander gegenüberliegenden 6-stufigen Himmelsleitern auf und ab.

Infolge der Erdbewegung auf der Ekliptik wiederholen sich diese drei „Erscheinungskomplexe" nach strenger Gesetzmäßigkeit. Weitere Besonderheiten dieser Phänomene sind dadurch bedingt, dass der Mond in einem ca. 18,5-jährigen Zyklus, die maximalen Kulminationshöhen der Sonne um 5° übersteigt bzw. unterläuft (eine Folge der Neigung seiner Bahnebene gegenüber der Ekliptik um 5°).

Während die Sonne ihre aufsteigenden Positionen kontinuierlich und im Alltag fast unmerklich verändert, vollzieht der Vollmond dies in nur monatlich sichtbaren „Sprüngen". In sechs Schritten steigt er monatlich hinauf und ein halbes Jahr später wieder herab. In seinen anderen Wandlungsformen nimmt er natürlich auch den kontinuierlichen Höhenverlauf analog zur Sonne. (Auf der Sonnenseite würde man die sechs Stufen bei den unsichtbaren Positionen des Schwarzmondes verorten).

Diese im Jahreslauf stattfindende Symmetrie der Bewegungsabläufe war für den Grundlagenforscher terrestrischer Astronomie der Frühzeit natürlich erkennbar und von ausgesprochener Bedeutung. Denn nur anhand dieser war es später möglich, die von den Bewegungsverläufen abhängigen Finsternisse zu erkennen und zu verstehen.

Wenn unsere frühen Astronomen also schon die für sie wichtigen Horizontbögen beider Himmelskörper auf der Scheibe festhielten, warum eigentlich sollten sie deren Himmelsbögen – ihre wechselnden Höhen – vernachlässigen?

Die unterschiedlichen Sonnenbögen sind ja im Zusammenhang mit den sich verändernden Azimuten im Grunde das viel auffälligere Phänomen. In der Stadt (oder im Wald), wo ich den Horizont nicht sehen kann, nehme ich aber sehr wohl und deutlich die wechselnden Höhen wahr: im Winter scheint mir die Sonne ins Fenster, im Sommer auf das Dach. Wir finden diese tatsächlich in einer Vielzahl verschieden und mehrfach dargestellter Winkelmaße auf der Himmelsscheibe, was gleichzeitig darauf hindeutet, dass die Konstrukteure diesen ganz besondere Beachtung schenkten und Bedeutung beimaßen.

Unsere Konstrukteure haben diese Informationen kodiert und gut versteckt aber dennoch eindeutig wiedergegeben.

2.3.2 Extremale Höhen der Sonne

Ausgehend vom fünften Loch im Tagessektor, das wir als Meridian identifiziert hatten, lässt sich eine Achse durch die Scheibe legen. Sie teilt diese in zwei gleiche Hälften und bildet zusammen mit den sechs hervorgehobenen Goldplättchen eine Spiegelsymmetrie. Eine vom Verfasser eher zufällig angelegte Peilung, die die beiden nördlichen Punkte 3 und 4 einschloss, ergab ungefähr einen Winkel von 48°. Die Hälfte davon, 24°, entspricht etwa dem Neigungswinkel der Erdachse. Dieses überraschende Ergebnis konnte sicher nicht bedeuten, dass dieser den Konstrukteuren bekannt war. Was war des Rätsels Lösung?

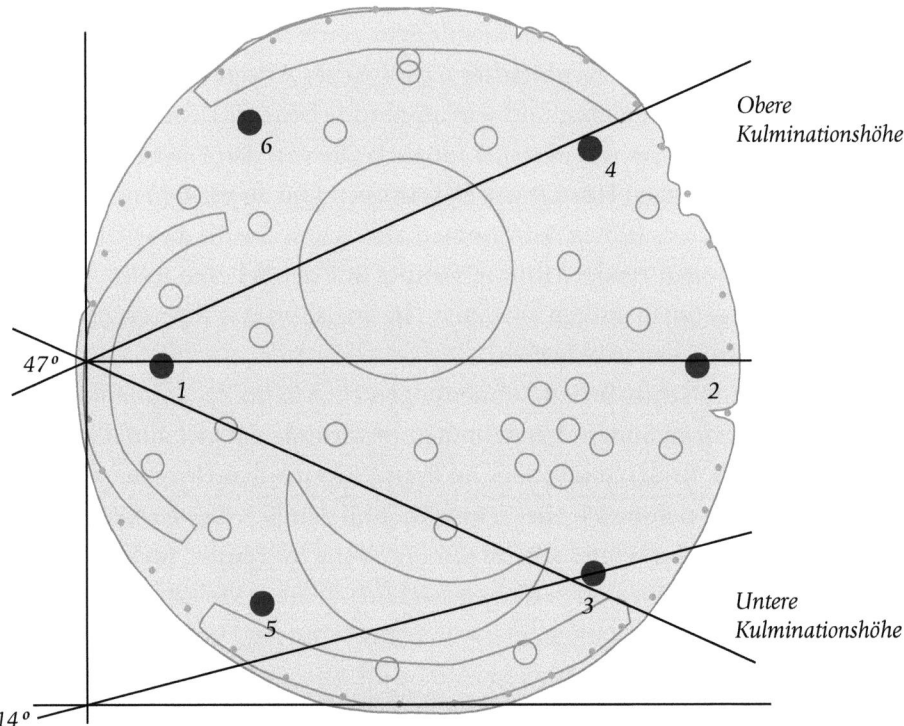

Abb. 10: Verborgene Symmetrie und Kulminationshöhen-Differenz der Sonne im Jahreslauf ca. 2000 v. Chr.

Dessen „Erleuchtung" brachte der Mond selbst, als der Verfasser die Mondfinsternis am 15. Juni 2011 beobachtete: Deren Sichtbarkeit verlief in Deutschland von seinem Aufgang bis zur Kulmination um Mitternacht. Er erreichte jetzt im Mittsommer seinen Tiefststand. Da er zu dem Zeitpunkt genau die Ekliptik durchquerte, bedeutete dies, dass er genau dort stand, wo die Sonne bei deren Tiefststand, ca. vor einem Halbjahr, zu sehen war*. Zwischen seiner Position und dem Höchststand der Sonne, den diese eine Woche nach der Finsternis, am 21. Juni, einnehmen würde, liegt (heute) eine Winkeldifferenz von ca. 46°. (Diese Differenz ist auf der ganzen Erde gleich). Um genau diese kann es sich bei dem auf der Scheibe abgebildeten Winkel nur handeln und zwar der Differenz zwischen niedrigster – und höchster Kulmination der Sonne im Jahreslauf.

Die Verknüpfung dieser drei Punkte durch den Konstrukteur entspricht einer stringenten Logik: Der Mittagspunkt ist das Symbol für die Kulmination allgemein (Begriff), während die Punkte 3 und 5 die konkreten Höhen anzeigen (In der Realität werden die Winkel natürlich vom Horizont aus gemessen.). Man kann hier erkennen, dass wiederum eine Differenzierung von Zeichen vorliegt, nämlich – abstrakt und konkret – zwischen Begriff und Name eines Phänomens. Der untere Teil der Abbildung macht dies noch einmal besonders deutlich: Durch die Parallelverschiebung des Meridians auf den unteren Rand des Koordinatensystem wird es möglich, die exakte untere Kulminationshöhe der Sonne für den 52. Breitengrad festzustellen. Sie wird hier in der analogen Winkelpeilung zum 3. Goldpunkt von den Konstrukteuren mit 14° „angegeben", was der Realität entspricht. Die rechtwinkligen Koordinaten für die Vermessung verlaufen jeweils genau durch die äußeren Randlöcher.

---

* *Tatsächlich hatten wir am 21. Dezember 2010 auch eine totale Mondfinsternis*

2.3.3 Extremale Höhen des Mondes

Aus der Entdeckung der dargestellten Kulminationshöhen-Differenz der Sonne durfte gefolgert werden, dass auch diejenige des Mondes auf der Scheibe verborgen sein konnten. Das lässt sich bereits durch einfache Anwendung des gleichen Prinzips nachweisen: Während in Abb. 10 der Ausgangspunkt für unsere Winkelmessung das zentrale Randloch war, müssen wir diesen hier (Abb.11) jedoch in das obere Plättchen des Nachthimmels verlegen. Das erscheint zunächst irritierend, weil nicht entsprechend analog. Doch war es bei der Viel-

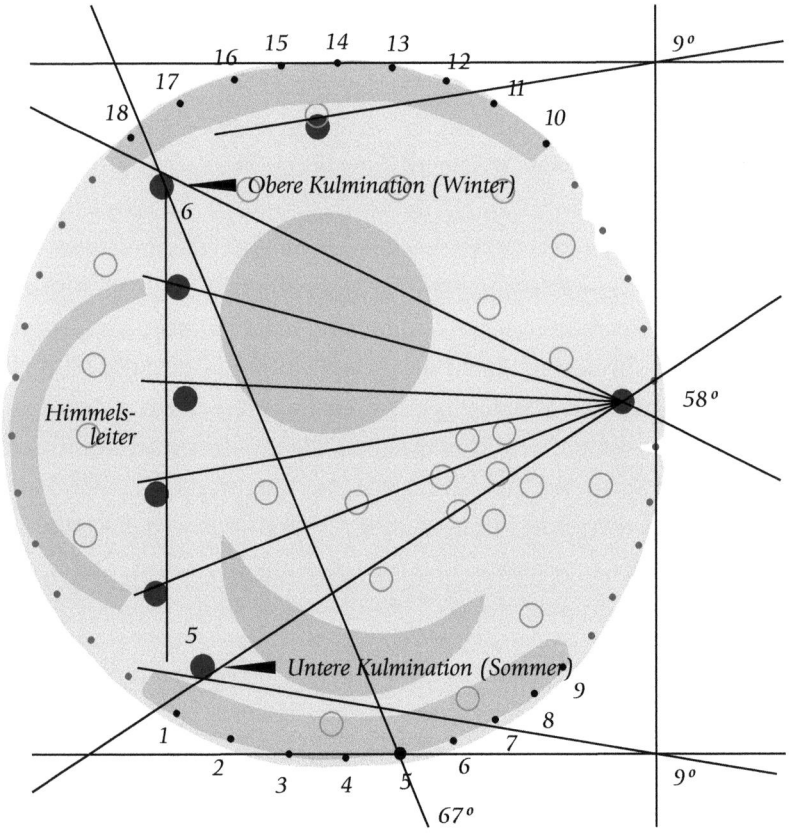

Abb. 11: Kulminationshöhen des Mondes im Saroszyklus ca. 2000 v. Chr.

zahl der zu integrierenden Winkelmaße wahrscheinlich aus Konstruktionsgründen nur so möglich. Denn nur ein Plättchen ließ sich um das notwendige Maß nach innen verschieben. Verblüffend und unglaublich sind ohnehin die so genau zutreffenden Übereinstimmungen. Und es bleibt ein Rätsel, wie das damals erreicht werden konnte. Indem wir also eine Peilung zu den beiden südlichen Symmetriepunkten 5 und 6 durchführen, erhalten wir einen Einschlusswinkel von 58°. Dies ist genau die absolute Höhendifferenz zwischen der maximal niedrigsten (im Sommer) und höchsten Kulmination des Mondes (im Winter), die im 18,6-jährigen Rhythmus zur Zeit der großen Mondwenden* stattfinden.

Auch in dieser Figur (Abb. 11) wird wieder – ganz analog zur vorigen – die niedrigste Kulminationshöhe des Mondes im Zyklus dargestellt: Durch gleiche Parallelverschiebung des Meridians – wie oben – erhalten wir einen Höhenwinkel von 9° zur untersten Stufe der Himmelsleiter.

Besonders bemerkenswert ist die innerhalb der Abbildung oben gezeigte Peilung zum sogenannten „verschobenen" Doppelstern. Sie ergibt ebenfalls 9° und identifiziert dadurch diesen Goldpunkt als Symbol für den Mond, analog zur unteren Peilung, die sowieso den Mond kennzeichnet. In diesem Zusammenhang wird klar, dass es sich bei dem „verschobenen" Doppelstern um keine willkürliche Maßnahme handelte, sondern um die gezielte, bedeutungsvolle Symbolisierung eines Objektes.

Die Abbildung zeigt auch die höchste Kulmination des Mondes von 67° im Zyklus. Der hierbei angelegte Winkel geht nicht von einem beliebigen Punkt aus, sondern vom 5. östlichen Randloch, das, wie oben gezeigt, einen „prominenten" Bezugspunkt der Himmelsscheibe symbolisiert. Auch werden die unteren Peilungen wiederum nicht beliebig, sondern alle analog tangential an den Unterkanten der Plättchen ausgerichtet. In der Abbildung erkennen wir die bereits mehrfach erwähnte Himmelsleiter als verborgenes Strukturmerkmal der Scheibe.

Siehe Anmerkungen S. 101

Sie hängt natürlich kontextuell mit den Mondhöhen zusammen. Zwischen den extremalen Höhen liegt eine Reihe von 6 Goldpunkten mit fast identischen Winkelabständen*. Die entsprechenden Verbindungslinien lassen diese Figur direkt ins Auge springen, und im Zusammenhang mit dem dargestellten 58°-Winkel kann kein Zweifel daran bestehen, um was es sich bei dieser Figur handelt**.

2.3.4 Wiederholungen

Wie oben angesprochen, haben die Konstrukteure den Höhenmaßen ganz besondere Beachtung geschenkt. Infolgedessen haben sie die extremen Kulminationshöhen beider Gestirne auch noch ein zweites Mal in abgewandelten Formen versteckt (s. Abb. 12 u. 13). Diese ergeben sich allerdings von selbst aus der genialen Anordnung der Plättchen, der sozusagen alle Informationen „immanent" sind.

Bei der Ermittlung dieser Winkelmaße müssen wir drei Horizonte bilden. Diese werden hier paradoxerweise nicht von den Enden der Randbögen bestimmt, die die jahreszeitlichen Höhen der Kulmination definieren, sondern der Winterhorizont bildet die Sommerhöhe ab und umgekehrt.

Zwei Horizonte werden gebildet durch die Sonnenwenden, der dritte Horizont durch das mittlere fünfte Loch, das die Äquinoktien repräsentiert. Auf deren Darstellung kam es hier wahrscheinlich in erster Linie an***.

Dies ist ein besonders anschauliches Beispiel dafür, was der von Steinrücken erwähnten „äquidistanten Verteilung" der Plättchen zu Grunde liegt.

**Für die Kenner hat die Figur zu allem „Deutungsüberfluss" die Form einer halben Lemniskate.*

***Geringfügige Abweichungen der Winkel auf der Scheibe der ehemaligen realen Höhen, wie diese heute mit modernen Mitteln gemessen werden können, sind naheliegend und sicherlich den damaligen Messmethoden zuzuordnen. Entscheidend und ausreichend ist es, dass die dargestellten Winkel im Gesamtzusammenhang dieses Deutungskomplexes einander ergänzend entsprechen.*

Wie die Abbildung zeigt, finden wir, ausgehend von den einge-
zeichneten Horizonten, mit einiger Genauigkeit die entsprechenden
Höhen, die die Sonne an den jeweiligen Tagen zur Mittagszeit am
Himmel einnimmt. Es sind in unserer Breite (52° Nord) 14° zur Win-
ter-, 61° zur Sommersonnenwende und 38° zu den Tag- und Nacht-
gleichen im Herbst und Frühling*. Die Winkelhöhe von 38° zum
relevanten Bezugspunkt definiert in dieser Abbildung deswegen beide

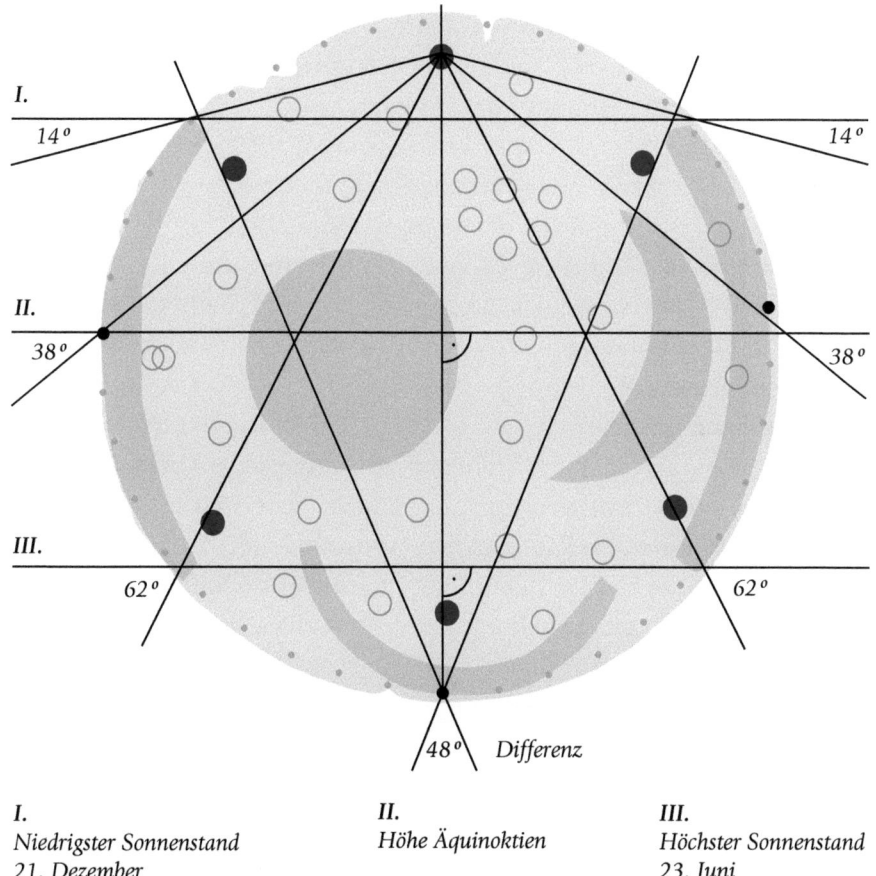

Abb. 12: Vollständige Darstellung extremaler Sonnenhöhen im Jahreslauf

** Es erfordert hier vom Leser ein hohes Maß an Raumverständnis diesen Sachverhalt zu
vergegenwärtigen.*

mittleren, 5. Löcher als Symbole der Äquinoktien (Diese fallen kalendarisch nicht genau in die zeitliche Mitte zwischen den Solstitien, allerdings liegt deren reale, räumliche Mitte genau im Westen.).

Diese Figur enthüllt uns noch etwas entscheidend Wichtiges über das Wesen der Scheibe und ihrer Konstrukteure. Sie verdeutlicht, dass sie hier u. a. die Grundlagen für Bezugsgrößen der terrestrischen Astronomie festgehalten und niedergelegt haben und über den mechanischen Abzählkalender hinaus eine wichtige Information einfügten: Woran erkennt man denn, dass Frühlingsanfang ist? Daran, dass die Sonne genau im Osten auf- und im Westen untergeht und zu Mittag eine Höhe von 38° einnimmt – der Differenz zwischen Polhöhe, 90°, und unserer Ortsbreite, 52°. Dies wird überaus deutlich in der Abbildung aufgezeigt und auf diese einfache Erkenntnis werden sich später alle nautischen Berechnungen der Seefahrer begründen.

Jetzt führen wir die gleiche Vermessung noch einmal für den Vollmond durch. Dafür drehen wir die Scheibe um 180°, denn die Phänomene des Vollmondes finden ja genau auf der gegenüberliegenden Seite der Sonne statt.

Die Höhenmessung erfolgt wie in Abb. 12 vom Winter- und Sommerhorizont der Sonnen- und Mondauf- und -untergänge. Diese stimmen logisch nicht mit den entsprechenden, dort stattfindenden Kulminationshöhen überein, sondern beide sind eigenartigerweise wieder – wie auch oben bei der Sonne – genau vertauscht. Die Äquinoktien fallen in dieser Darstellung aus, denn für die extremen Mondhöhen sind sie ohne Bedeutung.

Bezugspunkt für die obere Kulmination des Mondes zur großen Mondwende ist jetzt allerdings das zentrale Loch im Tagessektor. Wiederum finden wir in großer Annäherung auf der Scheibe die mit der Realität übereinstimmenden Winkelmaße. Auf Abbildung 13 kann sogar die Höhendifferenz zwischen der oberen Kulmination der Sonne und der des Mondes entnommen werden. Diese beträgt infolge des Neigungswinkels zur Ekliptik 5°. Infolgedessen finden wir auch auf der Scheibe von den Horizonten aus gemessen die Höhen: 9° für die minimale Sommerhöhe und 65° – 68° als maximale Winterhöhe

Die mehrfach betonte Darstellung gleicher Mittagshöhen könnte eine von H. MELLER geäußerte Vermutung bestätigen, der zufolge es sich beim Konstrukteur um einen weitgereisten Zeitgenossen gehandelt habe. Einem solchen können in den verschieden Gegenden Europas durchaus die von seiner Heimat abweichenden Höhen aufgefallen sein und er hat erkannt, dass sich die Höhenverläufe der Sonne mit den Breitengraden des Wohnortes ändern.

Wie auf einem Schiff der tägliche Standort durch das sogenannte „Mittagsbesteck" während ihrer Kulmination ermittelt wurde, so auch

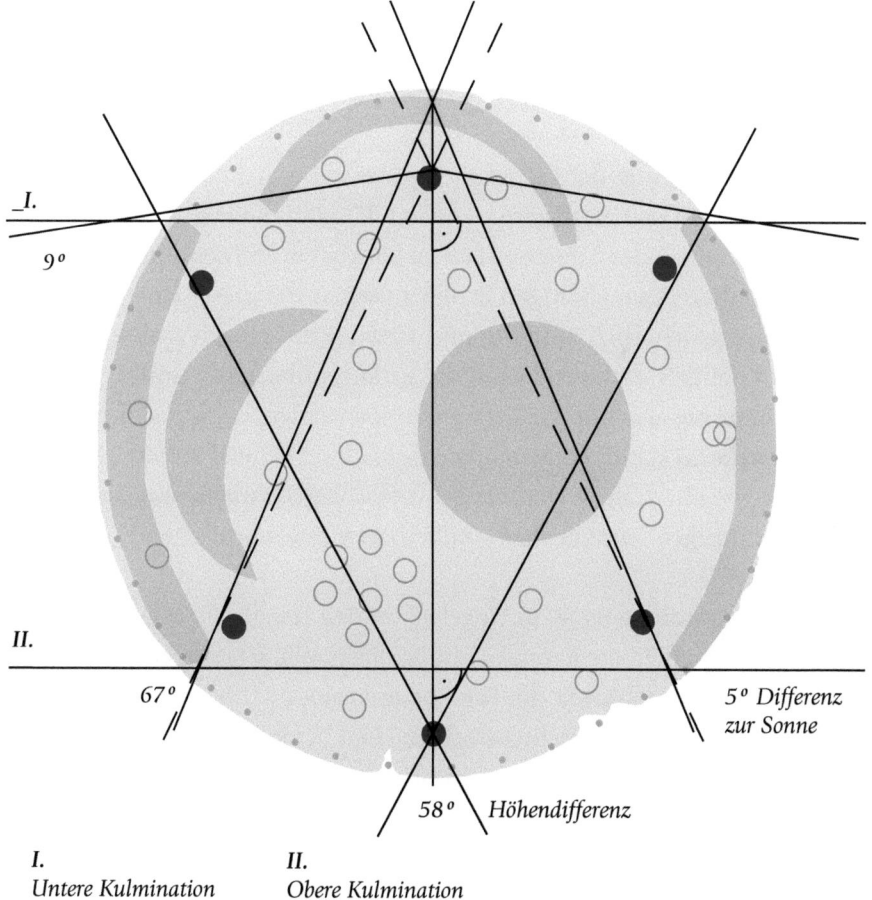

I.
Untere Kulmination

II.
Obere Kulmination

Abb. 13: Die extremalen Mondhöhen

hier: Die Winkelspannen der beiden Randbögen von 82,7° weisen auf den ungefähren Standort des maßgeblichen Sonnenobservatoriums nahe des 52-ten Breitengrades hin, und die mehrfach dargestellten Kulminationshöhen bestätigen diesen. Darüber hinaus geben sie uns sogar einen Hinweis auf den groben zeitlichen Rahmen der Beobachtungen: Vor etwa 4000 Jahren betrug der Neigungswinkel der Erdachse infolge der Präzession des Frühlingspunktes* 24° (B. STEINRÜCKEN 2009, S. 5). Dementsprechend waren die Sonnenhöhen in Mitteldeutschland 14° und 62° zu den Solstitien (38° zu den Äquinoktien bleiben stets gleich), die extremen Mondhöhen folglich 9° und 67°.

2.3.5 Der Himmelspol

Die Verlängerung der Erdachse, um die wir uns drehen, ist heute am Himmel auf den Nordstern projiziert. Um ihn dreht sich das Himmelszelt nördlich des Äquators. Das ist bei klarem Sternenhimmel gut wahrnehmbar. In langjährigen Beobachtungen war dieser Drehpunkt am Himmel sicherlich auffällig und Gegenstand einer Vermessung, denn schließlich umkreisen ihn die Zirkumpolarsterne unübersehbar. Es brauchte also nur ein Stern gefunden werden, der im oder nahe des Zentrum(s) stand. Folgerichtig wurde dieser Winkel auf die Himmelsscheibe übertragen. Denn er gehörte wahrscheinlich zum „erklärungsbedürftigen" und deshalb tradierbaren astronomischen Wissen jener Zeit.

Unser Koordinatensystem, angelegt an den jeweils äußeren Randlöchern, ermöglicht die Kennzeichnung dieses Winkels von exakt 52°. Zwei sich im Mittelpunkt der Scheibe kreuzende Linien, die an den vier Messpunkten ausgerichtet sind, ergeben beide diesen, wie in der Abb. 14 zu sehen ist. Der Kreuzungspunkt in der Mitte der Scheibe symbolisiert sehr schön den in der „Mitte des Himmels" liegenden unsichtbaren Pol. Er definiert auch die geographische Breite des Beob-

---

siehe Erläuterungen S. 101

achtungsortes, den 52. Breitengrad, den es für die Konstrukteure natürlich nicht geben konnte.

Mit dieser Grafik werden außerdem noch einmal sehr deutlich die niedrigsten Höhenwinkel von Sonne und Mond deutlich gemacht. Auch die oben erwähnten symmetrischen Positionen im Jahreslauf beider Gestirne am Himmel, sowie die Höhendifferenz von 5° zwischen ihnen sind sichtbar angezeigt.

Interessant ist auch, dass der „verschobene" Doppelstern in die unteren Kulminationshöhen grafisch mit einbezogen, dadurch hervorgehoben und durch seine Winkelhöhe definiert wird: Er symbolisiert – wie bereits oben gezeigt auch den Mond.

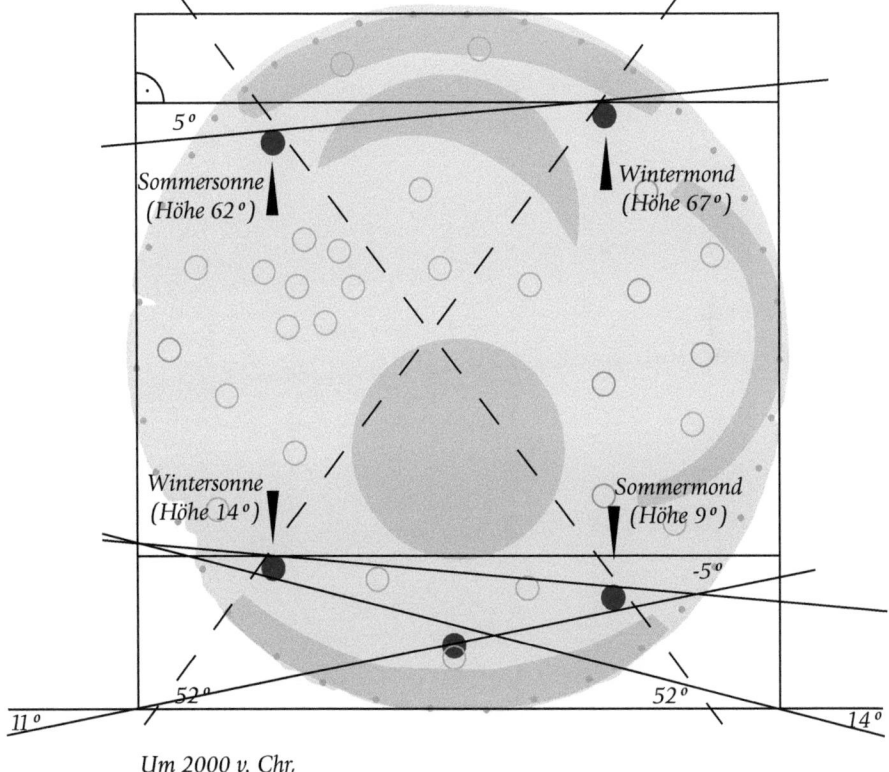

Um 2000 v. Chr,

Abb. 14: Symmetrische Positionen von Sonne und Mond im Jahreslauf und Winkelhöhen (52°) des Himmelspols (Nordstern)

So finden wir in den Abbildungen 10 bis 14 gleich mehrere Hinweise auf die Verifikation der vorliegenden These: Eine große Anzahl mit der Realität übereinstimmende Winkel, jeweils in geschlossenen symmetrischen Figuren dargestellt, werden von „prominenten", definierten Referenzpunkten der Scheibe bestimmt. Diese Tatsache lässt keinen Zweifel an einer von Anbeginn geplanten Konzeption zu und widerlegt eine davon unabhängige, „historische" Phasentheorie.

III. DAS ENIGMA

3.1 Innere Strukturmuster

Die Anordnung der kleinen Goldplättchen kann – wie wir bereits gesehen haben – keine beliebige Zufallsverteilung sein. Vielmehr entfaltet sich bei genauer Betrachtung eine recht komplexe, aber verborgene innere Ordnung. In dieser gehören – ganz analog zu Sternbildern – Gruppen bzw. Cluster von Plättchen zusammen. Sie ergeben durch ihre Nähe oder Symmetrien zueinander bedeutungsvolle Strukturmuster. Die Plättchen stellen also Symbole dar und bilden als solche „Begriffe", die je nach kontextueller Betrachtung unterschiedliche oder doppelte Bedeutungen haben können. Plättchen, die in einzelnen Sektoren nicht zu Gruppen gehören, bezeichnen wir als „ungebunden".

In der vorliegenden Interpretation werden wir jedem einzelnen Goldplättchen mindestens eine sinnfällige Repräsentanz für den Gesamtzusammenhang zuweisen. Dieser könnte unter dem Titel stehen: **„Astronomisches Handbuch der Bronzezeit, Einführung in die Grundlagen, allgemeiner Teil".**

3.2 Der Mond

Um das relativ zentrale Symbol der Erde gruppiert sich ein regelmäßiger Kreis von acht Plättchen. Eines von diesen ergänzt den „Plejadenkreis" zu einer geschlossenen Sechsergruppe um einen Mittelpunkt. Wie auf der Abbildung 15 dargestellt, fällt es relativ leicht, diese beiden Kreise als zusammenhängendes Muster zu erkennen.

Die acht regelmäßigen Anordnungen der Plättchen (hier vergrößert hervorgehoben) stellen die acht voneinander unterscheidbaren Wandlungsphasen des Mondes dar, so wie er uns in seinen wechselnden Erscheinungen am Tag- und Nachthimmel bekannt ist. Die Gestaltqualität der Zahl „Acht" (Achteck) ist ursprünglich und eng mit dem Erscheinungswandel des Mondes verbunden: So weisen die Ähnlichkeiten der Namen Acht, Nacht; eight, night u. A. darauf hin. Auch in der chinesischen Mythologie finden wir die grundlegende „Achtheit" in den Ursprüngen der Hexagramme des I-Ging*. Auch auf der Scheibe wird sie als Phänomen, das sehr früh erkannt wurde, integriert.

Zu keiner Zeit der Geschichte konnten jedoch bei systematischer Beobachtung des Himmels – neben den Bewegungsverläufen des Mondes – die Wandelsterne, die Planeten, übersehen werden. Sie fallen in ihrem alles überstrahlendem Glanz besonders am Abend- und Morgenhimmel auf, vor allem, wenn sie in der Dämmerung allein

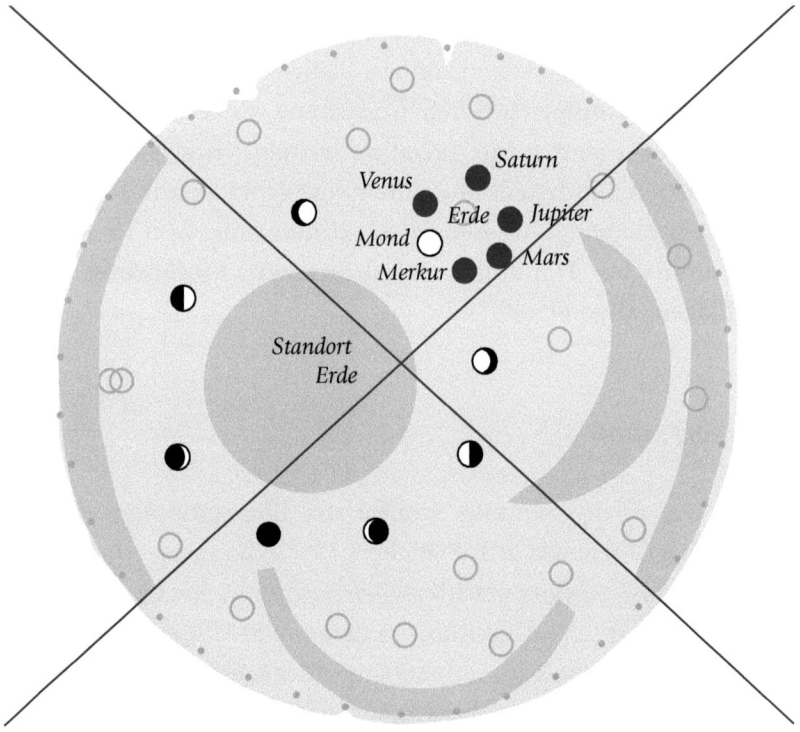

Abb. 15: Der Mond in seinen acht Gestalten und die fünf Wandelsterne

---

* F. Fiedeler, 1988

oder paarweise ohne Sternenhintergrund am Firmament stehen. Diese sogar in ihrer Bewegungsrichtung wechselnden Himmelskörper durften infolgedessen in einer Dokumentation astronomischer Phänomene nicht fehlen. Es ist darum naheliegend, dass die Konstrukteure die sechs wandelnden Himmelskörper in die vorliegende Symbolstruktur zeichenlogisch übersetzt haben: „Sechs Körper umkreisen die Erde. Einer davon ist besonders groß und nah. Er zeigt acht unterscheidbare Bilder". Beide voneinander unabhängige Erscheinungsmuster (die Umkreisungen) wurden in einer Struktur zusammengefügt, die von ihrer Logik her kategorial auch zusammengehören.

Stellt man sich die beiden hervorgehobenen Kreise als zwei ineinandergreifende „Zahnräder" vor, die sich nach links um die Erde drehen, so kann man mit ein wenig Phantasie sogar die Rückläufigkeit* der Planeten erkennen.

Der an dieser Stelle umgedeutete „Plejadenkreis" verliert gleichwohl nicht seine Bedeutung, wie unten (S. 59) dargestellt werden wird.

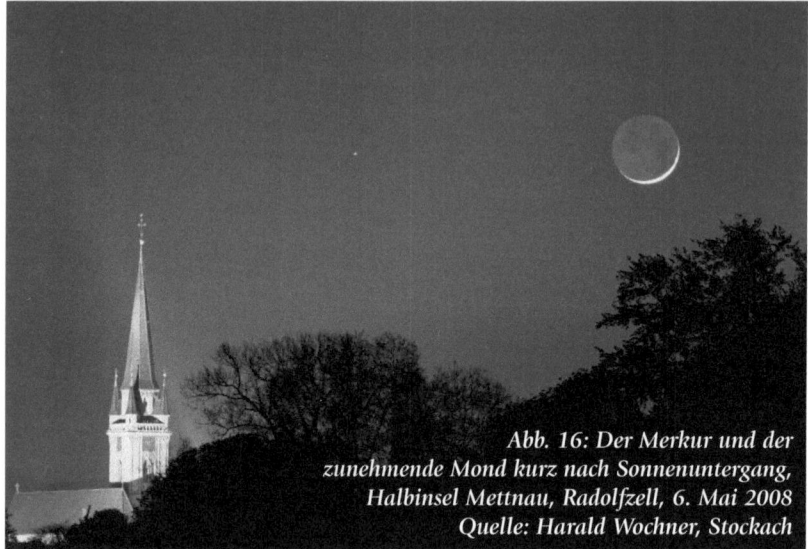

Abb. 16: Der Merkur und der zunehmende Mond kurz nach Sonnenuntergang, Halbinsel Mettnau, Radolfzell, 6. Mai 2008 Quelle: Harald Wochner, Stockach

3.3 Die Planeten

Wie bereits angedeutet, konnten die Planeten nicht übersehen werden. Vor allem die Venus, vom Abend- zum Morgenstern wechselnd, musste durch ihre Eindringlichkeit die Beachtung der Menschen erregen. Sie tut es noch heute und wurde schließlich in den Mythen als Göttin angesehen und verehrt. Auch andere sichtbare Wandelsterne beeindrucken durch ihre Strahlkraft und Wandlungen. Die Planeten gehören nach der hier vorliegenden Konzeption unabdingbar in die Darstellung.

Sie werden nach unserer Auffassung auf der Scheibe gleich mehrfach dargestellt. Sowohl ganz allgemein, sozusagen als „Begriff", als Gruppe der Wandelnden, die die Erde umkreisen (Abb. 15), als auch in ihrer spezifischen Besonderheit, als „Name". So, wie sie am Abend- und Nachthimmel konkret erscheinen. Zur Verdeutlichung dieser These betrachten wir die Abbildung 17:

Die auffälligen symmetrischen Positionen der vier Goldplättchen im Randbereich der Horizontbögen, die, wie oben dargestellt, schon für die Kulminationshöhen bestimmend sind, werden in diesem Kontext eine andere Bedeutung erhalten. Sie lassen sich leicht als Merkur und Venus in deren beiden besonderen Erscheinungen als Abend- bzw. Morgensterne interpretieren. Die Lage dieser so gedeuteten Plättchen erlaubt es, beide Planeten an den Grenzen zwischen Tag und Nacht, in die Dämmerungszonen zu verorten. Alle vier Plättchen ragen sowohl in den Tag- als auch in den Nachtsektor der Scheibe*. Die Reihe der anderen vier Planeten im Nachtsektor zeigt diese auf ihren unregelmäßigen Himmelswegen in der Nähe der Ekliptik.

Mehr als in diesen allgemeinen Erscheinungen ausgedrückt, konnten die Konstrukteure inhaltlich nichts über die Planeten aussagen.

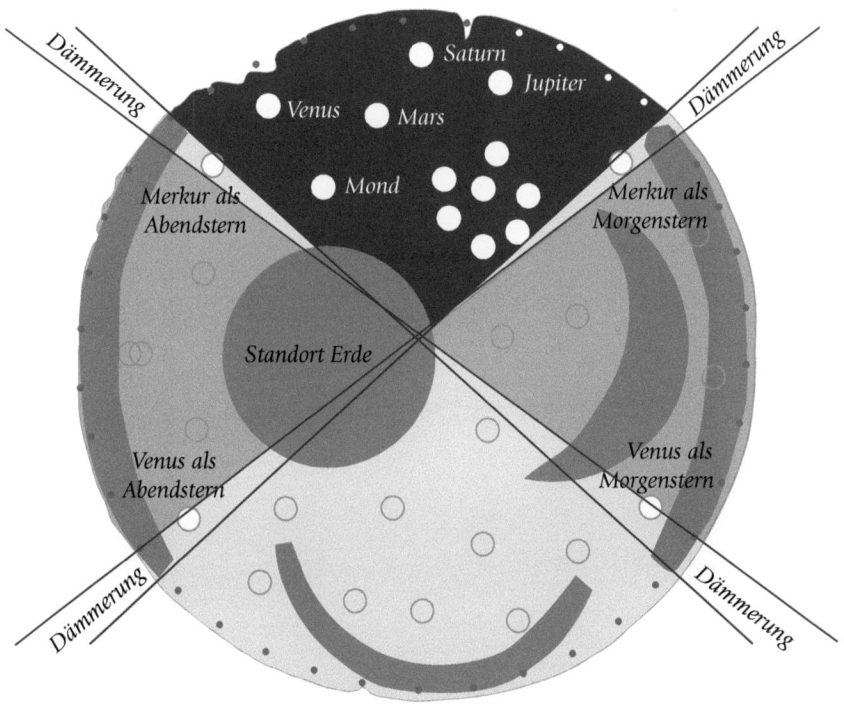

Abb. 17: Differenzierte Darstellung von Merkur, Venus und restliche Planeten

---

* *Bei der Venus muss man sich Sonnenauf- und untergang an den Löchern stattfindend denken*

3.4 Prozessstruktur einer Sonnenfinsternis

Im östlichen Randbogen befinden sich die Abdrücke zweier Goldplättchen, von denen in den „offiziellen" Deutungen behauptet wird,
sie stammten aus einer früheren Phase der Scheibe und hätten den
Bögen weichen müssen. Betrachtet man die Abdrücke jedoch etwas
genauer im Kontext des Mondwandels, so lässt sich leicht eine sinn-
und bedeutungsvolle Lage beider Spuren konstatieren: Relativ sym-
metrisch liegen die Punkte zu beiden Seiten des 5. Lochs des Randbogens, dessen zentrale Bedeutung als Mittelpunkt der Sonnenbahn,
als Äquinoktien, weiter oben bereits betont wurde. Seine Position und
Relevanz sollte der des Meridians analog sein.

Im Kontext der Betrachtung hier wird es zum abstrakten Symbol
eines besonderen „Sonnenstandes", zum Bezugspunkt unserer klei-

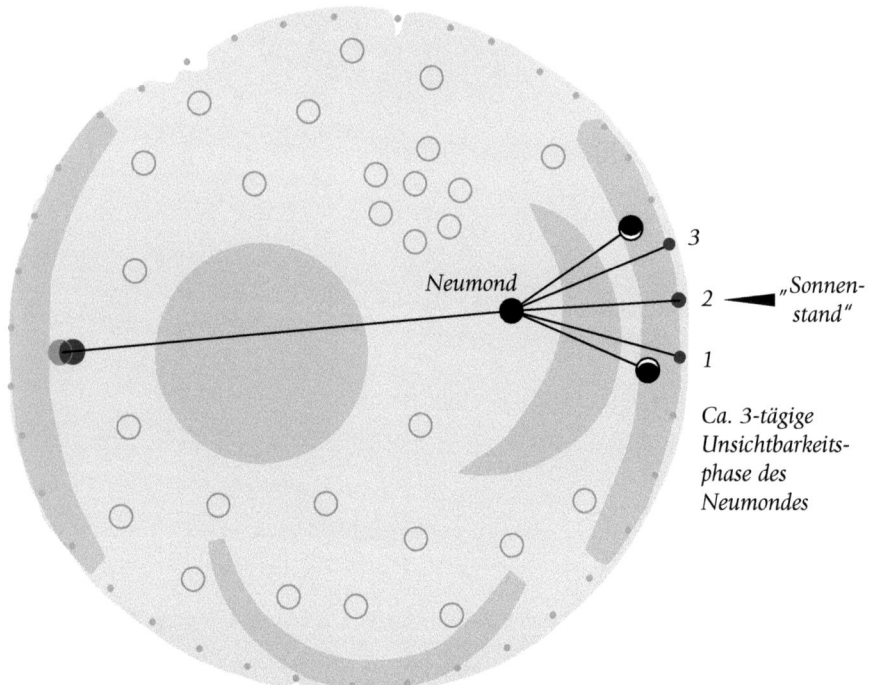

Abb. 18: Merkmalskonfiguration einer Sonnenfinsternis

nen Konfiguration. Mit deren Hilfe wir den Vorgang einer Sonnenfinsternis imaginieren und Schülern wie in einem Schaubild erklären
könnten.

Zwischen den beiden verdeckten Spuren befinden sich drei Löcher.
Sie deuten auf die Anzahl der Tage, die der Neumond ungefähr in der
Unsichtbarkeitsphase in Sonnennähe verbringt. Etwas mehr als drei
Tage dauert diese Phase, während der er vor der Sonne vorbeiwandert.
Ausschließlich hier kann bei günstiger Lage des Mondknotens* natürlich nur eine Sonnenfinsternis stattfinden. Die im Gold des Bogens
befindlichen und optisch verschwindenden Abdrücke gleichen den Erscheinungsweisen des Mondes und symbolisieren diese, wenn er zwar
am Himmel steht, aber infolge der Tageshelle für das menschliche
Auge unsichtbar ist. Es sind dies die schmale Sichel des Altmondes
und die des jungen Mondes nach dessen Konjunktion.

Unsere Konfiguration zeigt eine gerade Verbindungslinie von der
zentralen Mitte des Randbogens, jetzt die „Sonne", über ein Plättchen,
das den Schwarzmond symbolisiert zur gegenüberliegenden Seite der
Scheibe. Hier trifft sie auf den „versetzten Stern". Auch dieser „Dop-
pelstern", durch seine exponierte Zentralstellung am Randbogen bedeutungsvoll hervorgehoben, wurde weiter oben bereits durch seinen
Höhenwinkel von 9° als Mond definiert. Wir sehen in ihm jetzt das
Symbol einer Sonnenfinsternis: Bei näherer Betrachtung ähnelt das
Bild der einander überlappenden Plättchen diesem Vorgang, wenn der
Mond nur noch teilweise die Sonnenscheibe verdeckt. Diese würde lo-
gisch jetzt durch das leere Rund der Spur dargestellt sein. Wenn wir
Abbildung 5 (s. o. S. 30) genauer betrachten, so erkennen wir in die-
ser im Grunde bereits das gleiche Bild wie in dieser kleinen Figur.

Die Einbeziehung der beiden verdeckten Sterne und des „versetzten" Doppelsternes in diesen Deutungszusammenhang widerspricht
natürlich auch der „offiziellen" Phaseneinteilung der Scheibenent-
wicklung, wonach die Plättchen den Bögen weichen mussten.

---

*siehe Erläuterungen S. 100

3.5 Das Tor der Ekliptik

Alle Erscheinungen des Mondes und der Planeten finden auf bzw. in der Nähe der Ekliptik statt, der scheinbaren Sonnenbahn am Himmel. Wenn den Beobachtern der Bronzezeit diese Bahn auch wahrscheinlich kein Begriff war, so mussten sie die veränderlichen Erscheinungen am Nachthimmel zweifellos beständig in ihrer Nähe wahrnehmen. Die durch die Erddrehung bedingte, stetige Wandlung des Sternenzeltes erschwert eine Festlegung des konkreten Verlaufs der Linie. Hilfreich zur Orientierung musste eine Konstellation von sehr hellen Fixsternen bzw. einprägsamen Sternbildern sein. Das Sternbild der Plejaden eignet sich durch seine ansprechende und einprägsame Gestalt in besonderer Weise dazu. Zusammen mit dem hellen Alde-

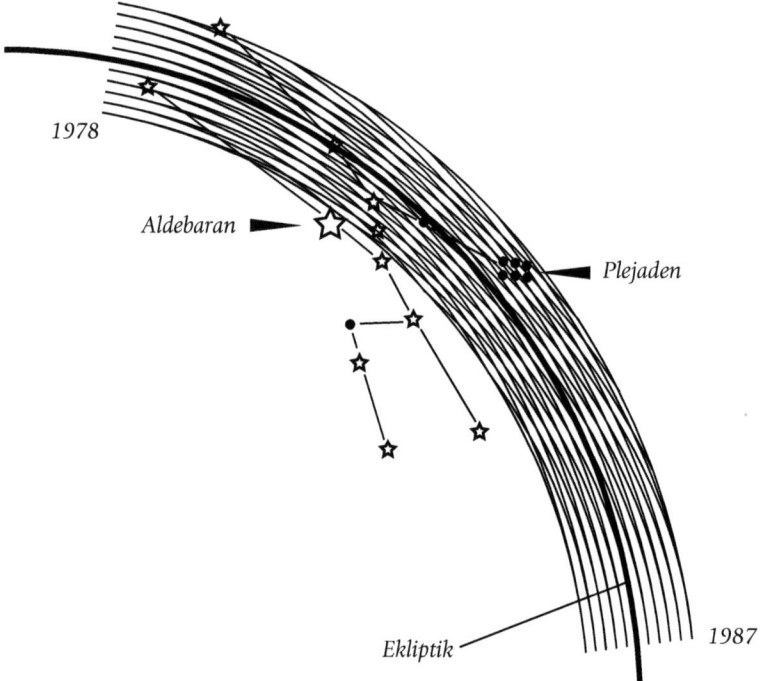

Abb. 19: Teilausschnitt der Ekliptik im Saroszyklus, Quelle: Joachim Schultz, Rhythmen der Sterne, Philosophisch-Anthroposophischer Verlag am Goetheanum, Dornach/Schweiz

baran in südlicher Nähe, im Sternbild des Stieres, bildet es das „Eingangstor zur Ekliptik". Denn durch diese Lücke ziehen aus geozentrischer Sicht alle beweglichen Himmelskörper. An diesem Orientierungspunkt können auch deutlich die wechselnden Höhen des Vollmondes im Verlauf einer Sarosperiode* wahrgenommen werden, wenn er im 18-jährigen Rhythmus jeweils seine größten Höhen (s. Abb. 19) am Nachthimmel erreicht. Auf seinem Weg dorthin bedeckt er regelmäßig und vorübergehend fast vollständig das Sternbild

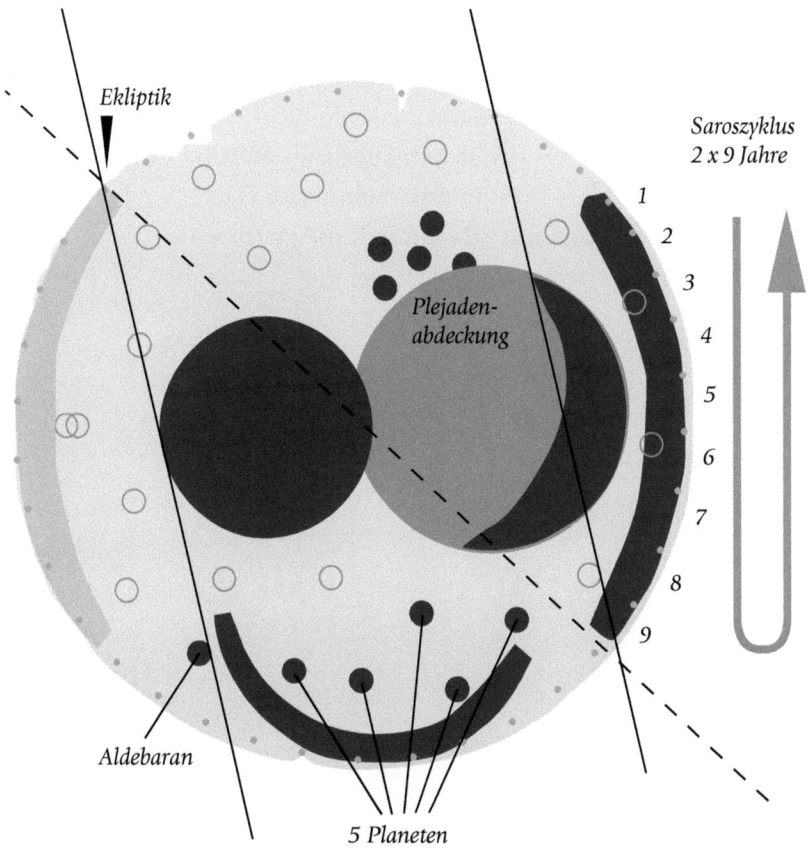

Abb. 20: Die Scheibe als Symbol des Tors der Ekliptik, Plejadenbedeckung durch den Mond

---

*siehe Erläuterungen S. 102

der Plejaden. Auch dieses Phänomen war den Konstrukteuren der Scheibe sicherlich bekannt.* Es ist möglich, dass sie es – wie in Abb. 20 gezeigt – dargestellt haben wollten.

Unter dem Aspekt: „Alles muss hier durch!" werden alle Planeten und Monde in diese Gasse platziert. In Abb. 20 wird der als „Aldebaran" benannte Goldpunkt sinnvoll integriert. Denn dieser fiel bisher als einziger dadurch auf, dass er etwas „abgesondert" von den anderen unter den linken Sonnenbogen „gequetscht" wird. Die in dieser Figur ausgedrückte Symbolik impliziert allerdings unausgesprochen, dass die Konstrukteure auch die Sonnenbahn auf die Ekliptik verortet hätten. Das soll aber hier nicht behauptet werden. Nur unter dem hier geschilderten Aspekt der Plejadenbedeckung wird in dieser Deutung vom Verfasser der Kreis der sieben Sterne als Sternbild der Plejaden betrachtet. Und dessen bisher unverständliche Darstellung als Kreisfigur wird im Übrigen nur allein durch die gleichzeitige Symbolisierung der Planeten (s. o. S. 54) plausibel und verständlich.

---

* *Im Grimmschen Volksmärchen vom Wolf und den Sieben Geißlein finden wir noch heute eine lebendige mythologische Verklärung dieses Phänomens.*

IV. DIE HIMMELSSCHEIBE ALS KALENDER

Exkurs: Der Denghoog

Im Spätsommer 2010 befand sich der Autor mit seiner Frau auf der Insel Sylt. Dort besichtigten sie im Örtchen Wennigstedt ein an dessen Rande gelegenes archäologisches Denkmal, den sogenannten Denghoog. Auf Friesisch: Thinghügel. Auf diesem ca. 5 m hohen Erdhügel fanden jahrhundertelang Ratsversammlungen der Inselbewohner statt, um u. a. ihre Rechtsverbindlichkeiten zu regeln, bevor sie sich auf die gefahrvollen Fischzüge und Seereisen begaben. Diesen Bewohnern war allerdings nicht bewusst, dass sie ihre Sitzungen auf einem Grabhügel abhielten, der davor als ein einfaches Sonnenobservatorium gedient hatte. Im Jahre 1868 wurde dieser Hügel von dem Geologen Ferdinand Wibel freigelegt und erschlossen. Man fand eine Grabanlage mit Gebeinresten und geringen Beigaben. Datiert wird dieses „Ganggrab" auf die jüngere Steinzeit zwischen 4100 bis 1700 v. Chr. Das Innere des Hügels ist zu besichtigen. Zwölf gewaltige Findlinge bilden als Tragsteine das ovale Rund der Innenkammer. Ein niedriger, ca. 1 m hoher und etwa 5 m langer Gang führt nach außen. Dieser wird beidseitig von je 5 Steinen gestützt. Zwei kleinere Hälften eines „elften Steins" werden optisch hervorgehoben.

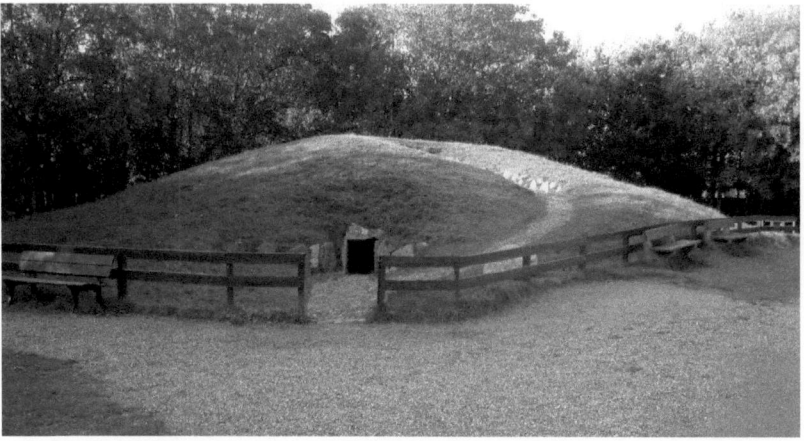

Abb. 21: Der Denghoog 2010. (Foto grafisch leicht verändert)

Es wird sofort ersichtlich, dass es sich hier um eine lunisolare Symbolik handelt, die das Sonnenjahr mit seinen 365 Tagen abbildet. * *Denn wie uns Herr Clausen aus Niebüll bei seiner kurzen, aber leidenschaftlichen Führung erklärte, wirft zur Wintersonnenwende die Mittagssonne (wenn sie denn scheint) bei niedrigster Kulmination ihr Licht durch den Eingangsschacht auf einen mächtigen, während der Eiszeit blank geschliffenen Stein im Inneren der Anlage.*

Wir haben es hier wahrscheinlich mit einem einfachen „Kalender" zu tun. Der Lichteinfall kennzeichnete den Menschen jener Zeit den niedrigsten Sonnenstand des Jahres. Dieser wird sozusagen örtlich „dokumentiert" und festgehalten. Danach wird die Sonne wieder steigen auf ihrer Jahresbahn und die Tage werden wieder länger. Die Menschen konnten sich freuen und feiern auf dem kleinen sympathischen Hügel.

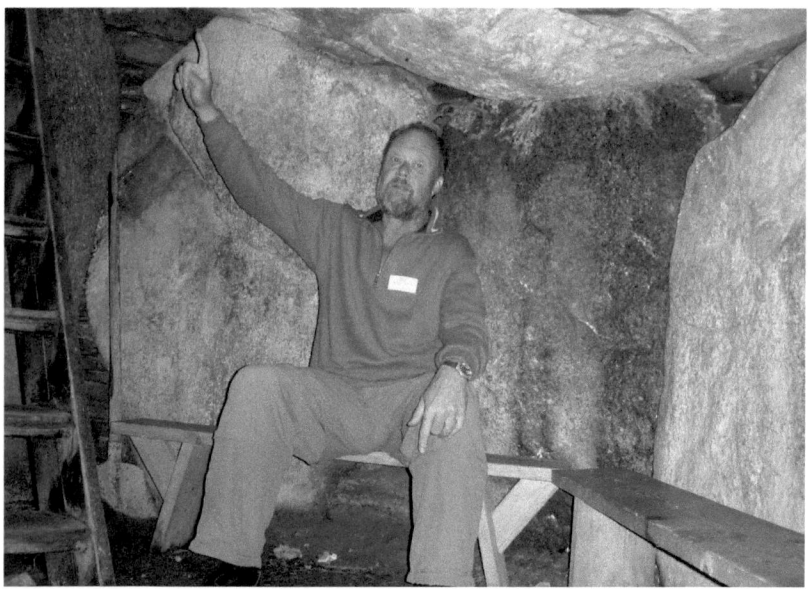

Abb. 22: Herr Clausen im Inneren des Denghoog

---

* *Dass die Ausgräber und auch die heutigen „Betreiber" des Denhoogs diesen genauen Zusammenhng ihres lunisolaren „Kalenders" nicht erkannten, wird an der Darstellung in ihrer Broschüre deutlich. Dort wird z.B. der Gang nicht mit 11 Steinen dargestellt, vielmehr werden einmal 13, einmal 18 Steine schematisch eingezeichnet.*

Dass die Menschen genaueste Kenntnis über den Jahresablauf hatten, wird durch die Symbolik der Tragsteine deutlich: Zwölf Steine des Innenraumes symbolisieren die zwölf Monate des Jahres mit ihren 354 Tagen. Die am Sonnenjahr fehlenden 11 Tage werden durch die 11 kleineren Tragsteine des Ganges dargestellt. Diese weisen sowohl symbolisch als auch in Wirklichkeit auf die Sonne (Auch hier eine Darstellung mit Symbolen unterschiedlicher Kategorien, d. h. Begriffen.).

Was hat der Denghoog mit der Himmelsscheibe von Nebra zu tun?

In den nördlichen Breiten von Sylt (und Nebra) scheint am 21. Dez. mittags ganz sicher nicht immer die Sonne. Tagelange Wolkenbedeckung kann deren Ortung verhindern. Für die jährlichen Feiern und Riten war es jedoch äußerst wichtig, den genauen Jahresanfang zu kennen. Man benötigte also schon damals (auch für den Bau des Denghoog) eine Art „Kalender", an dem man 365 Tage abzählen konnte. Das waren täglich kontrollierbare „Aufzeichnungen" auf einem Medium, wie z.B. Stein oder Ton.

Diese Überlegungen ließen den Verfasser vermuten, dass die Himmelsscheibe auch ein solch einfacher, aber genauer Kalender sein könne und veranlassten ihn, auf dieser nach einer geeigneten Zählmethode zu suchen.

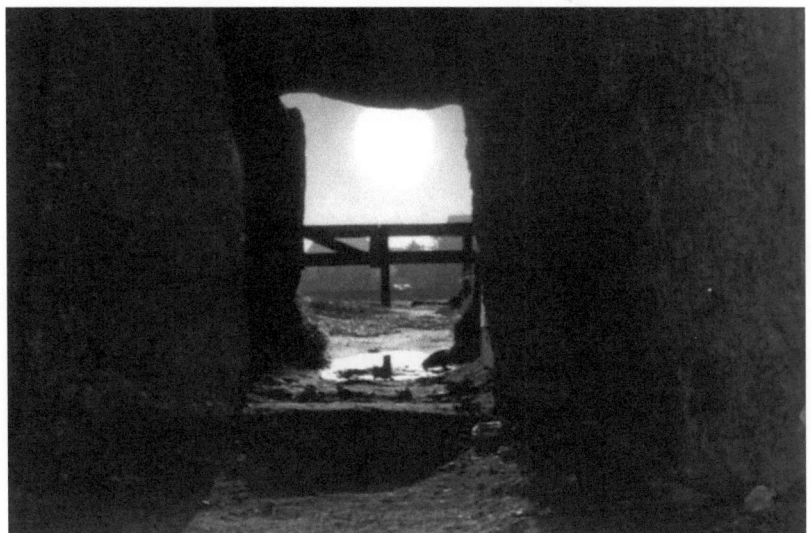

Abb. 23: Die Sonne scheint am 21. Dezember mittags in das Innere des Denghoog, Quelle: Sölring Voriining e. V., Keitum Sylt, Mit freundlicher Genehmigung

4.1 Das Sonnenjahr

Unter einem Kalender verstehen wir ein System zur Markierung zeitlicher Kontexte.* Mit ihm setzen wir Merkzeichen, um Beginn (oder Ende) solcher Einheiten wie Tage, Wochen, Jahre zu kennzeichnen. Je nach unseren Arbeits- u. Lebensbedingungen benötigen wir unterschiedliche Größen von Zeiteinheiten zur Orientierung. Manche heutigen Kalender haben bereits Unterteilungen in Stunden und sind Systeme, die vollständig unabhängig von astronomischen Gegebenheiten funktionieren. Sie sind eigentlich nichts als abstrakte Zahlenkolonnen. Astronomische Daten, wie z. B. Sonnenstände, sind lediglich folkloristische Hintergrundinformationen und werden nicht mehr benötigt. Dennoch bilden diese deren Ursprung und waren für unsere Vorfahren der Stein- und Bronzezeit diejenigen Merkzeichen, mit deren Hilfe sie überhaupt erst auf die Regelhaftig- und Verlässlichkeit saisonaler Erscheinungen aufmerksam wurden. Zweifellos war das Datum der Wintersonnenwende – zumindest in nördlichen Breiten Europas – eine der wichtigsten Markierungen im Jahreslauf. Denn dieses gab ihnen Gewissheit über den Beginn eines neuen Sonnenzyklus. In unseren und noch nördlicheren Breiten ist das Erleben der kürzesten Tage von besonderer Eindrücklichkeit. Kein anderer Tag eignet sich deshalb besser zur Markierung des Jahresbeginns als der der Wintersonnenwende.

Wir haben weiter oben bereits gezeigt, dass ein Merkmal auf unserer Himmelsscheibe in besonderer Weise kodiert und „hervorgehoben" wird: das zentrale Loch, der Meridian, im Sektor des kürzesten Tages. Da er hier jetzt die niedrigste Kulmination der Sonne symbolisiert, müsste ein Kalender, den wir auf der Scheibe suchen, auch hier seinen Bezugspunkt (Anfangs- bzw. Endpunkt) haben.

Wir finden diesen tatsächlich, indem wir unsere Zählung – wie bei der Lunation – wieder am nördlichsten Loch des westlichen Randbo-

---

* *Gleichzeitig konstituiert die gemeinsam definierte Zeit soziale Zusammenhänge und Gesellschaften*

gens beginnen: Ausgehend von diesem gelangen wir 40 Tage später, nach einer Umrundung der Scheibe, an den gleichen Punkt zurück. So zählen wir Runde um Runde und rücken nach jeweils 40 Tagen immer um ein weiteres Randloch nach Süden. Nach neun Umrundungen gelangen wir am 360. Tag auf das neunte Loch am Ende des Bogens. Die restlichen am Jahr fehlenden 5 Tage finden wir im südlichen Sektor bis zum Meridian. Das Kalenderjahr endet auf der Scheibe nicht genau auf dem Kulminationspunkt. Das war aus inneren Kon-

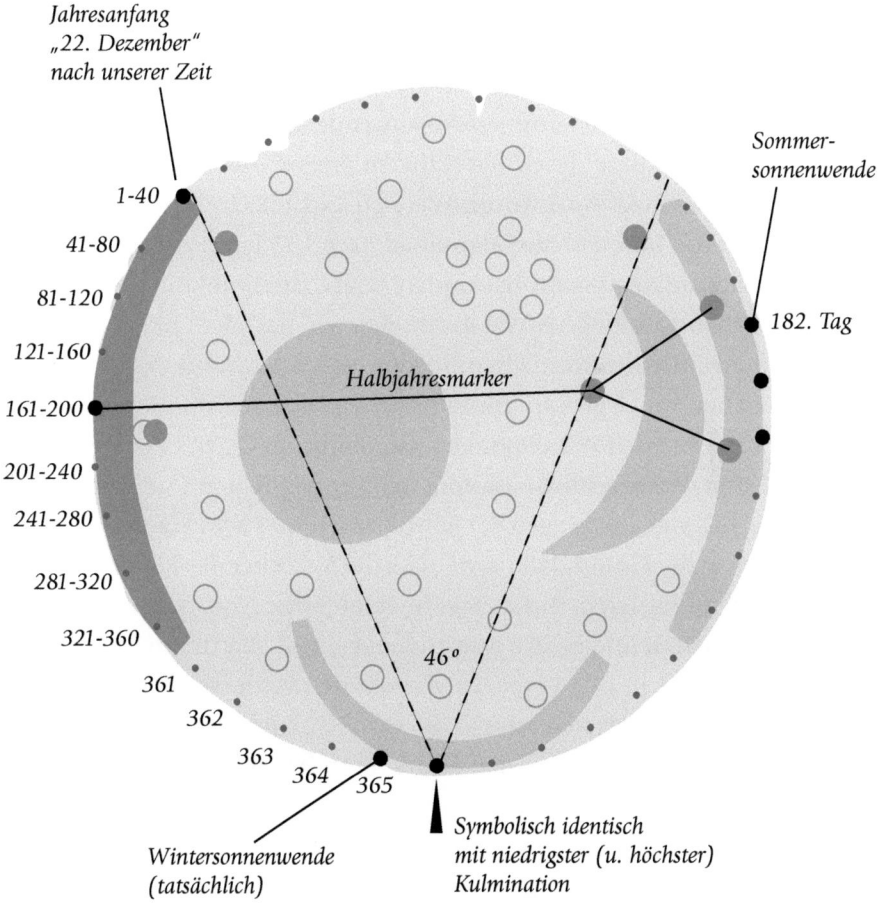

Abb. 24: Ein einfacher Abzählkalender für das Sonnenjahr

struktionsgründen auch nicht machbar, weil der Künstler ja auch andere Daten (Monat, Jahre) mit der Anzahl der Löcher in Übereinstimmung bringen wollte, aber gleichzeitig besonders genial. Denn er konnte, wie wir noch sehen werden, mit diesem fehlenden Schritt das Schaltjahr integrieren.

Dass das Jahr einen Tag vor dem prominenten Loch endete, war für den Eingeweihten leicht zu merken und nichts weiter als das letzte Kalenderblatt vor der Rückwand eines modernen Abreißkalenders. Denn mehr als ein solch monotones Abzählsystem benötigte man ja gar nicht für die einfachsten Zwecke.

Unter der Annahme, die Scheibe als Kalender des Sonnenjahres zu sehen, konnte auch leicht das zweite prägnante Datum im Jahreslauf gefunden werden: die Sommersonnenwende. Es durfte erwartet werden, dass auch diese durch die Nähe zu einem „hervorgehobenen" Merkmal gekennzeichnet wurde. Wie sich leicht nachzählen lässt, gelangen wir von unserem Ausgangspunkt nach 182 Tagen zur zeitlichen Jahresmitte auf den bereits bekannten Äquinoktialpunkt in der Mitte des östlichen Randbogens. Auf ihn stoßen wir, nachdem die Zählung exakt die Hälfte des westlichen Bogens, die 5. Umrundung, durchschritten hat. Im Gegensatz zur räumlichen Lage der Äquinotien, die genau zwischen den Wendepunkten der Sonne im Osten bzw. Westen liegen, sind deren zeitliche Termine schwer feststellbar (Steinrücken 2009, S. 16), weil die Längen der Jahreshälften wechseln können. Dies könnte u. a. der Grund dafür sein, dass die 5. Löcher der Randbögen, die jene symbolisieren, nicht exakt in deren Mitte platziert sind. Man könnte annehmen, dass der Konstrukteur nur deren ungefähre Lage auf der Scheibe in den Bereich zwischen den verdeckten, schemenhaften Plättchen verorten konnte oder wollte. Zugleich könnte angedeutet werden, dass sich die Sonnenwendfeiern über drei Tage hinzogen.

Zur Wintersonnenwende drängt sich der Gedanke fünftägiger Feiern auf. Die Zahl liegt zwischen Randbogen und „Meridian". Diese Zeit wurde für die jahreszeitlich bedingte, schwierigere Anreise und Vorbereitungen der Festivitäten genutzt.

Der Gebrauch des Kalenders ist recht einfach vorstellbar: Man benötigte lediglich zwei verschiedenfarbige Steckhölzchen oder Federn als Markierung. Während eine davon täglich fortschreitend um den Rand herum gesteckt wird, verbleibt die zweite während der Umrundung im entsprechenden westlichen Randloch und rückt erst nach 40 Tagen ein Loch weiter. Sie zeigt – wie der kleine Zeiger einer Uhr – grob den ungefähren Sonnenstand im Jahreslauf an (Das Prinzip einer modernen Uhr als koordinierter lunisolarer Bewegungsablauf ist also hier bereits sichtbar angelegt.).

Eine Schaltregel brauchte man für solch einen einfachen Kalender freilich noch nicht. Denn er ist nur eine analoge Abbildung des Jahres, wie es durch die Sonne definiert wird. „Schalten" setzt ein „festgeschriebenes" System mit Namen voraus, wie z. B. „Achtundzwanzigster Februar". Und weil wir uns – wie allgemein akzeptiert – mit der Scheibe in einer schriftlosen Zeit (zumindest in Mitteleuropa) befinden, ist der soeben vorgestellte Kalender vollständig ausreichend für die grobe Kontrolle des Sonnenjahres.

Der hier dargestellte Gebrauch der Scheibe als einfacher Sonnenkalender verweist auf ihre mögliche Verbindung und Beziehung zur – gleichwohl bedeutend älteren – Kreisgrabenanlage von Goseck, die nur ca. 25 km vom Fundort entfernt liegt. Diese war wohl bereits anders als der Denghoog mehr als ein reines Sonnenobservatorium, an dem auch die Wintersonnenwende in ihrer raum-zeitlichen Erscheinung beobachtet wurde. Hier wurden bereits Grundlagen für die kalendarischen Himmelsbeobachtungen gelegt. Und hier kann die Himmelsscheibe ihren geistigen Ursprung gehabt haben: in der traditionellen Fortsetzung und Ausweitung aller in Goseck gemachten Beobachtungen und Aufzeichnungen. (J. KOCH, 2007, S. 12) Auch W. SCHLOSSER weist auf den Entstehungszusammenhang und die Kontinuität der Himmelsscheibe mit Goseck hin (W. SCHLOSSER, 2006).

4.2 Wie man mit Hilfe der Himmelsscheibe und des Denghoogs das Schaltjahr erfinden konnte

Um die Notwendigkeit und Funktion eines genauen Kalenders zu verdeutlichen, führen wir ein kleines Gedankenexperiment durch:

Stellen wir uns vor, die Menschen der Bronzezeit meinten zu wissen, dass das Jahr 365 Tage hat. Nachdem sie mittels der Himmelsscheibe die Tage durchgezählt hatten, so wie es vom Verfasser hier vorgeschlagen wurde, reisten sie jährlich nach Wennigstedt, um dort die Wintersonnenwende zu feiern. Nehmen wir an, im Jahr 1600 v. Chr. war die Sonne durch das Loch zu sehen gewesen. In den drei dar-

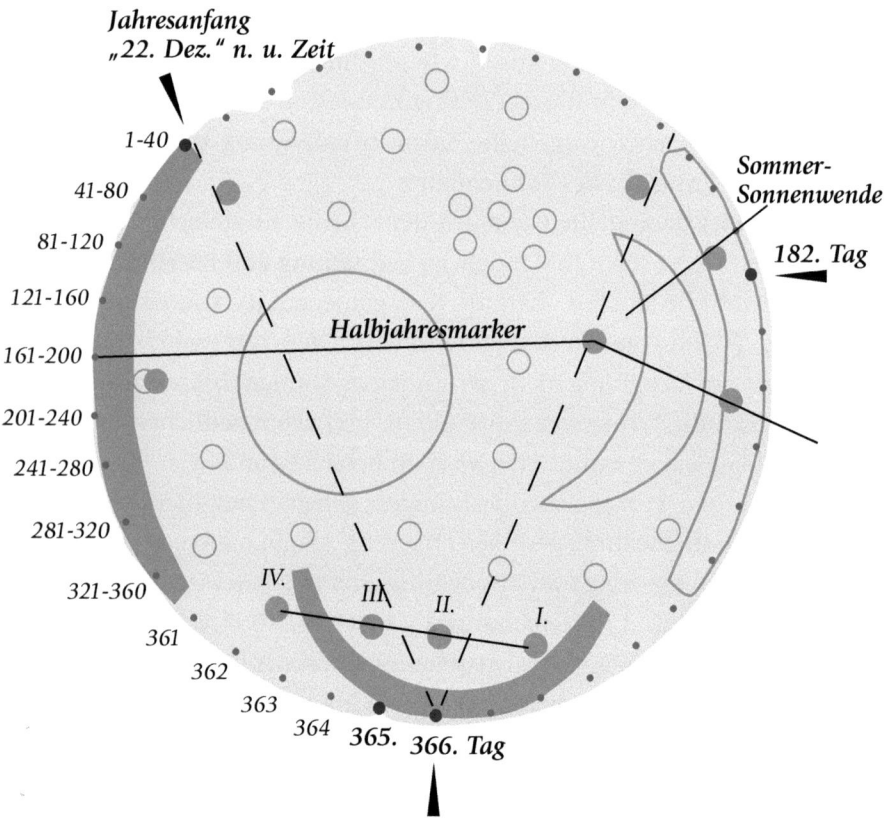

Abb. 25: Der Kalender des Sonnenjahres mit integriertem Schaltjahr

auf folgenden Jahren herrschte auf Sylt allerdings wochenlang schlechtes Wetter und man reiste nach den verregneten Ritualen unverrichteter Dinge wieder ab. Im Jahre darauf, 1596 v. Chr., herrschte erfreulicherweise eine stabile Schönwetterphase. Aber was geschah? Am Mittag des 21. Dez. schien die Sonne überhaupt nicht durch das Loch des Denghoogs; das Ereignis fand erst am nächsten Tage statt. Was war geschehen?

Nachdem man das Jahresende nicht nach dem konkreten Sonnenstand hatte definieren können, sondern lediglich nach einem abstrakten Kalender, machte sich die Tatsache sinnfällig bemerkbar, dass das Jahr 365,25 Tage lang ist. Alle vier Jahre musste man also einen zusätzlichen Tag einschieben.* Möglicherweise können wir uns mit einer solchen „Denkfigur" die historische Entstehung eines festen Kalenders mit abstrakten Symbolen vorstellen, nach welchem sich die Menschen hinfort richten konnten.

Kann man diese Tatsache des Schaltjahres auf der Himmelsscheibe finden? Dies ist möglich, wenn wir bereit sind, die unteren vier in der Abb. 28 gekennzeichneten, in einer Reihe liegenden Goldplättchen als die entsprechenden Symbole hierfür zu akzeptieren. Eines von ihnen ist durch seine Lage unterhalb des Sonnenbogens hervorgehoben und deutet dadurch bereits auf den fehlenden Tag im Schaltjahreslauf. Wenn wir diesen jetzt hinzunehmen, gelangen wir mit unserer Abzählmethode nach 366 Tagen exakt auf das zentrale Loch, den Kulminationsort der Scheibe.

Damit mündet die vorliegende Deutung in der Aussage, jedem einzelnen Merkmal mindestens eine konkrete Bedeutung zugeordnet zu haben. Es scheint in der menschlichen Kulturentwicklung also sogar möglich zu sein, mit sehr geringem Aufwand, lediglich mit einigen wenigen Hilfselementen – 39 Löchern –, ein relativ genaues Bild der Himmelsmechanik zu gewinnen.

---

* Diesen Vorgang kann man sich natürlich für jedes andere einfache Sonnenobservatorium, wie zum Beispiel Goseck, vorstellen. Voraussetzung ist lediglich eine einfache Struktur, die den Sonnenaufgang und /oder -untergang an einem Referenzdatum markiert.

4. 3 Ein idealer Anfang

Erfreulicherweise zeigten sich die geozentrischen Rhythmen von Sonne und Mond für das Jahr 2011 als ausgesprochen hilfreich und unterstützend für die Bearbeitung der vorliegenden Darstellung. Auch sind sie besonders gut geeignet, den Zusammenhang von Sonnen- und Mondjahr beispielhaft zu verdeutlichen:

Am 21. Dez. 2010, zum Zeitpunkt der Wintersonnenwende, ereignete sich morgens bei Sonnenaufgang eine totale Mondfinsternis. Das bedeutete, dass sich Sonne und Mond auf der Ekliptik exakt gegen-

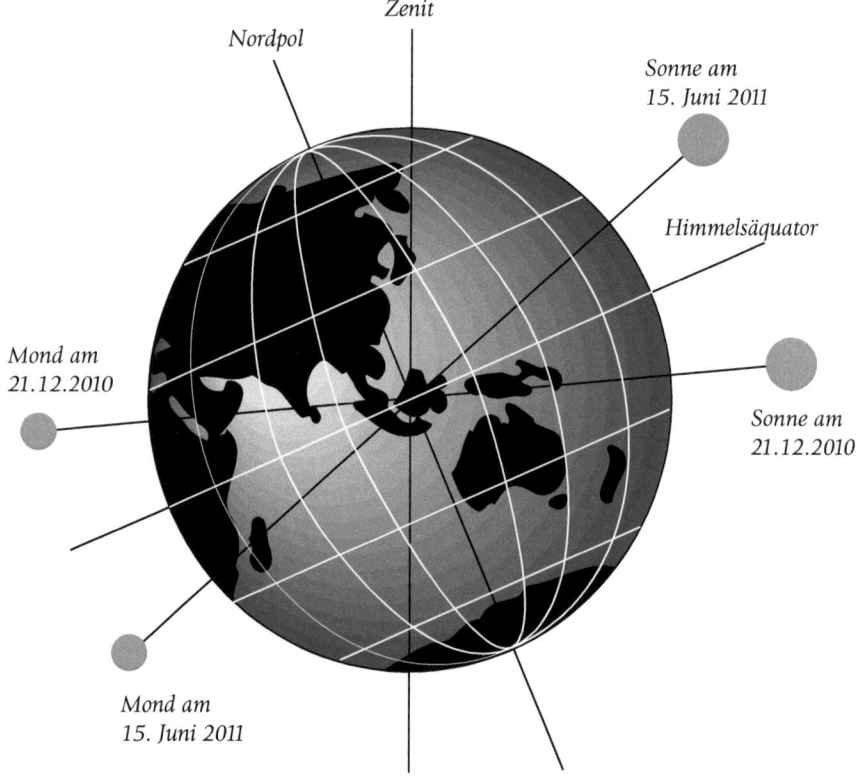

Schematisierte Darstellung der Mittagshöhen bzw. Mitternacht

Abb. 26: Totale Mondfinsternisse 2010/2011

überstanden. Dieses Zusammentreffen mit einer Finsternis genau zum „archäo-astronomischen Jahresbeginn" ist ausgesprochen selten. Doch haben wir hier eine ideale, auf die Stunde genaue Übereinstimmung beider Jahresanfänge, eine Synchronisation im wahrsten Wortsinne. Das ist eine sehr gute Voraussetzung dafür, ihre beiden Verläufe und Unterschiede zu beobachten, zu zählen und darzustellen (Wir beginnen damit allerdings entgegen dem muslimischen Brauch nicht bei Neumond.). Bezeichnenderweise und der Logik der Himmelsmechanik folgend, ereignete sich genau ein halbes Mondjahr später, nach 176 Tagen, am 15. Juni 2011, diesmal bei Sonnenuntergang, wiederum eine Mondfinsternis. Beide Himmelskörper standen sich erneut exakt gegenüber. Doch jetzt nahm der eine jeweils genau den inversen Standort des anderen ein. Die Ereignisse sind für beide absolut gegensätzlich: einmal morgens, einmal abends, einmal oben, einmal unten.

Am 10. Dez. 2011 wird der volle Mond wieder der Sonne gegenüberstehen, genau 11 Tage vor dem Termin des vergangenen Jahres.

V. DER FINSTERNISKOMPLEX

Die Großen Rhythmen

5.1 Die Sonnenfinsternis

Zur Begründung des nächsten Interpretationsschrittes – oben S. 29 ff. schon einmal ganz allgemein behandelt –, werden ein paar systemische Reflektionen und Gedanken zum Problem der Wahrscheinlichkeit vorangestellt.

Die Scheibe ist ein zusammenhängendes, integriertes System, ein „Text". In diesem bildet jede Struktureinheit ein ikonisches Informationselement. Nur unter dieser Annahme ist eine sinnvolle Interpretation möglich. Mehrere Elemente bilden zusammengehörige Bedeutungskomplexe, „Sätze". Einzelne Objekte allein enthalten keine oder wenig Information, wie die Mondsichel, sie ist trivial und enthält über sich selbst hinaus keine Mitteilung. Ein so aufwändig erzeugtes Artefakt wird allerdings mehr als Trivialitäten enthalten. Indem wir jetzt alle Elemente in einen Bedeutungskontext stellen, der phänomenologisch seine Entsprechung in den Himmelserscheinungen findet, können wir danach auch einen Sinnzusammenhang herstellen. Wir finden ein geschlossenes Muster von geordneten Zeichen, das einen Zweck zu erfüllen hat, wie ein Lehrbuch, ein System von Symbolen zum Zwecke geordneter und systematischer Wissensaneignung ist.

Ein System ist nun immer mehr als die Summe seiner Teile. Es enthält Elemente, die sozusagen unsichtbar, aber unabdingbar für die Funktion und ihr Verständnis sind. So ist zum Beispiel ein Hammer ein einfaches System, bestehend aus einem Gewicht und einem Stiel. Aber die Länge des Stiels hat großen Einfluss auf die Hebelwirkung und Schlagkraft. Das System Hammer enthält also unsichtbare physikalische Gesetzmäßigkeiten, die das Ganze vervollständigen.

Wir werden in diesem Abschnitt die Interpretation auf die Spitze treiben, indem wir Vermutungen und Beweise zu zwei Eigenschaften der Scheibe anführen, die überhaupt nicht sichtbar, aber dennoch für den Bedeutungszusammenhang relevant sind. So wie die Länge des Stiels für den Hammer.

Diese zwei Eigenschaften sind das (in Kap. VII) dargestellte Grundmaß und die damit zusammenhängenden Größenverhältnisse der Elemente.

Das „Grundmaß" von 13 mm* ist das kleinste, gemeinsame Vielfache aller Kreise auf der Scheibe. Es setzt alle und die Scheibe selbst untereinander in Beziehung.

Ein zweites „unsichtbares" Prinzip finden wir in den abgebildeten Größenverhältnissen.

Dies bedeutet dass die Konstrukteure gemessen haben. Sie haben die Elemente nicht beliebig und zufällig zusammengefügt, sondern einen Maßstab mit Untereinheiten benutzt. Alles ist systematisch angeordnet und größenmäßig aufeinander bezogen.

Wir können also die in der Abbildung 27 vervollständigten Strukturen als aufeinander abgestimmt und wie tatsächlich vorhandene, aber „virtuelle" Elemente betrachten, deren Größen nicht zufällig sind.

In dieser Darstellung werden 4 Kreise gezeigt, die entstehen, wenn wir das Fragment der „Barke" und die Mondsichel vervollständigen. Und zwar die jeweils inneren und äußeren Umfänge, wie sie im Bild unten zu sehen sind. Sie stellen nun über ihre leicht nachzumessenden, identischen Größen eine Beziehung zwischen Sonne und Mond her. Der Innenkreis des Sonnenfragmentes und Außenkreis der Mondsichel, sowie deren großer Innenkreis und der Außenkreis des Fragmentes entsprechen einander. Die Übereinstimmungen können kein Zufall sein, da sie doppelt im gleichen Kontext auftreten.

Es ist also davon auszugehen, dass die Konstrukteure in allen Herstellungsphasen stets den gleichen Maßstab benutzten. Mit diesem fügten sie auch in die 3. Phase die sogenannte „Barke" ein. Daraus folgt, dass sie keineswegs ein mythologisches Symbol einer anderen, unabhängigen Kulturphase sein kann. Sondern das Fragment steht

---

* Th. Lorenz, 2014, persönliche Mitteilung

methodisch mit allen Phasen in Verbindung, gleichgültig wieviel Zeit zwischen diesen gelegen haben mag.

Indem die Kreise der beiden Objekte so genau übereinstimmen, besteht zwischen ihnen eine konzeptionelle Beziehung, ein gedanklicher Zusammenhang. Es wird gleichsam eine Identität zwischen einem Fragment und zwei nicht vorhandenen Kreisen konstruiert. Hier ist ganz offensichtlich etwas „gemeint" bzw. wird darauf absichtlich hingewiesen.

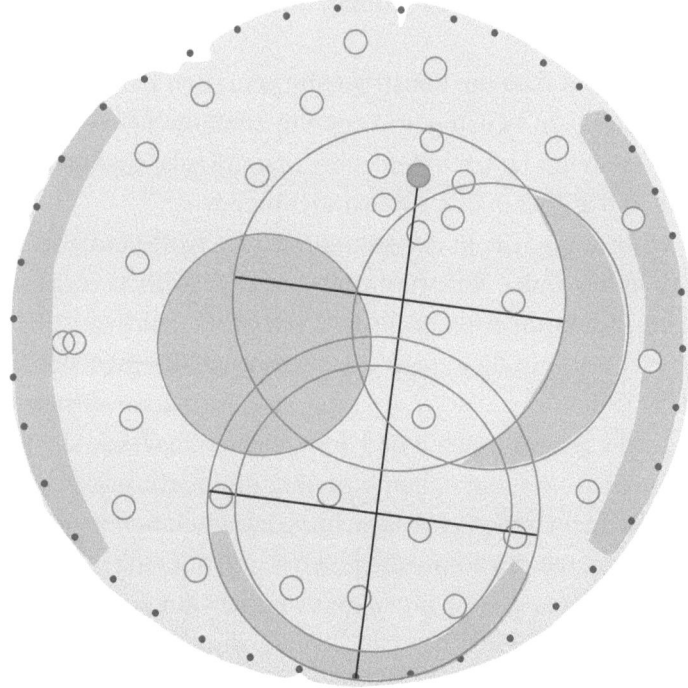

Abb. 27: Bedeutsame, übereinstimmende Größenverhältnisse verschiedener Konstruktionsphasen

Wollten wir diese Übereinstimmungen vernachlässigen und nicht in Erwägung ziehen, so wäre es gleichsam so, als wolle man z. B. die deckungsgleichen Grundrisszeichnungen mehrerer Etagen eines Gebäudes als Zufall und unbedeutend ansehen.

In einem gegebenen künstlichen Kontext können mehr als zwei Übereinstimmungen gleichzeitig niemals zufällig auftreten.

Fast alle bisherigen Deutungen der Scheibe betrachten deren Elemente insgesamt als unverbunden, bedeutungslos nebeneinanderstehend, sogar durch Entstehungsphasen inhaltlich getrennt, mit Ausnahme der Mondsichel und der „Plejaden".

Deshalb ist wohl in Ermangelung von Vorstellungskraft und Phantasie die populäre Wahrnehmung des unteren Goldbogens bisher nicht über die kindliche Darstellung einer ägyptischen Himmelsbarke hinausgelangt.

Eine solche Deutung erfüllt nicht Occams Regel*, denn man braucht weitere Erklärungen, um diese Erklärung zu erklären.

Das Fragment stellt also die Sonne dar. Als solches hat es zwei Funktionen: es schafft Platz auf der Scheibe und dient der Chiffrierung.

Ein weiteres Argument dafür ist seine relative Größe. Sonnenkreis und Umfang der Himmelsscheibe bilden ein sogenanntes Tusi-Paar. Ihre Radien stehen im Verhältnis 1 zu 2. Die „Sonne" benötigt genau zwei Umdrehungen, um wieder am selben Platz der Scheibe zu stehen. Sie wandert einmal hinauf und wieder hinab, genau analog wie es auch der Wirklichkeit des Jahreslaufes entspricht. Wir haben hier also eine dynamische Symbolik, wie sie sehr schön bei Steinrücken zu sehen ist. (Dynamische Interpretation usw., s. S.106)

Wenn denn nun die Scheibe entgegen unserer Vermutung tatsächlich kein „Lehrbuch" darstellte, so könnte man sehr wohl ein solches ganz zweckmäßig aus ihr konstruieren.

Auch die (sonst) unsichtbare Linie der Abb. 27 verläuft vom Kulminationsort der Sonne (dem Mittelloch) genau rechtwinklig (zur Neigung der Mondsichel) durch die Mittelpunkte beider virtuellen Sonnenscheiben. Auch dies ist kein Zufall, sondern ein Hinweis auf die Identität der Objekte. Genauigkeit und Systematik sprechen für Absicht und Planung. Allerdings endet nun die Linie genau auf dem Mittelpunkt der „Plejaden", des „Planetenkreises".

Auf der Grundlage von Prinzipien der Zeichenlogik und Symbolik müssten wir jetzt folgern und behaupten, dass es sich bei diesem um die Sonne handelt. Das würde aber den Schluss zulassen und somit bedeuten, dass die Menschen bereits über ein heliozentrisches Weltbild verfügten. Diese Annahme erscheint dem Verfasser sehr kühn und ist natürlich nicht beweisbar. Dennoch ist nichts unmöglich, um nicht angedeutet zu werden und die Verbindungslinie bleibt offen für Interpretationen.

5.2 Die Mondfinsternis in der Sarosperiode

Eine Mondfinsternis lässt sich nicht so eindeutig aus den Elementen der Himmelsscheibe herauslesen. Allerdings finden wir einen überzeugenden, indirekten Hinweis auf die genaue Kenntnis ihrer Erscheinungen.

Diese sind nun nicht annähernd so spektakulär wie die der Sonne und deshalb leicht zu übersehen, vor allem wenn sie nur partiell sind. Bei gezielten Himmelsbeobachtungen ist jedoch gut sichtbar, wenn sich der Vollmond im Erdschatten langsam blutrot verfärbt, um bald danach wieder in seiner ursprünglichen Helligkeit zu erstrahlen. Gegenüber einer Sonnenfinsternis ist sie allerdings viel länger und immer gleichzeitig auf einer ganzen Erdhälfte sichtbar. Das führte mit Sicherheit dazu, dass sie über weite Besiedlungsräume fast jährlich beobachtet werden konnte. Bei Sonnenfinsternissen war dies nur äußerst selten der Fall.

Wir gehen also von ihrer Kenntnis bei den Konstrukteuren aus.

Es gibt fast jährlich entweder eine partielle oder totale Mondfinsternis. Sie ereignen sich immer dann bei Vollmond, wenn er im absteigenden oder aufsteigenden Mondknoten der Sonne auf der Ekliptik genau gegenübersteht. Sie finden dann in einem bestimmten Sternbild des Tierkreises statt. Jedes Jahr in einem anderen. Erst nach einer so genannten Sarosperiode wiederholt sich im gleichen Sternbild dieselbe oder eine ganz ähnliche Finsternis. Die Mondknoten vollziehen in 18,6 Jahren einen rückläufigen (gegen den Weg des Mondes) Umlauf auf der Ekliptik. Etwa nach diesem Zeitraum, genau aber nach 18 Jahren und 10/11 Tagen, herrschen für den Vollmond in Beziehung zur Erde wieder die gleichen kosmischen Bedingungen für eine Finsternis. Die so erkannten und als „identisch" definierten (ähnlichen) Mondfinsternisse werden wiederum in sogenannten Saroszyklen (wir unterscheiden also zwischen „Periode" und „Zyklus") zusammengefasst. Letztere dauern in der Regel bis zu 1200 Jahre.

Den Zusammenhang mit dem Mondknotenumlauf, den wir heute kennen, brauchte man damals nicht zu wissen, um das gleiche Phänomen zu beobachten, das wir jetzt damit erklären können.

Für unsere Deutung hier ist allein relevant, dass die Astronomen

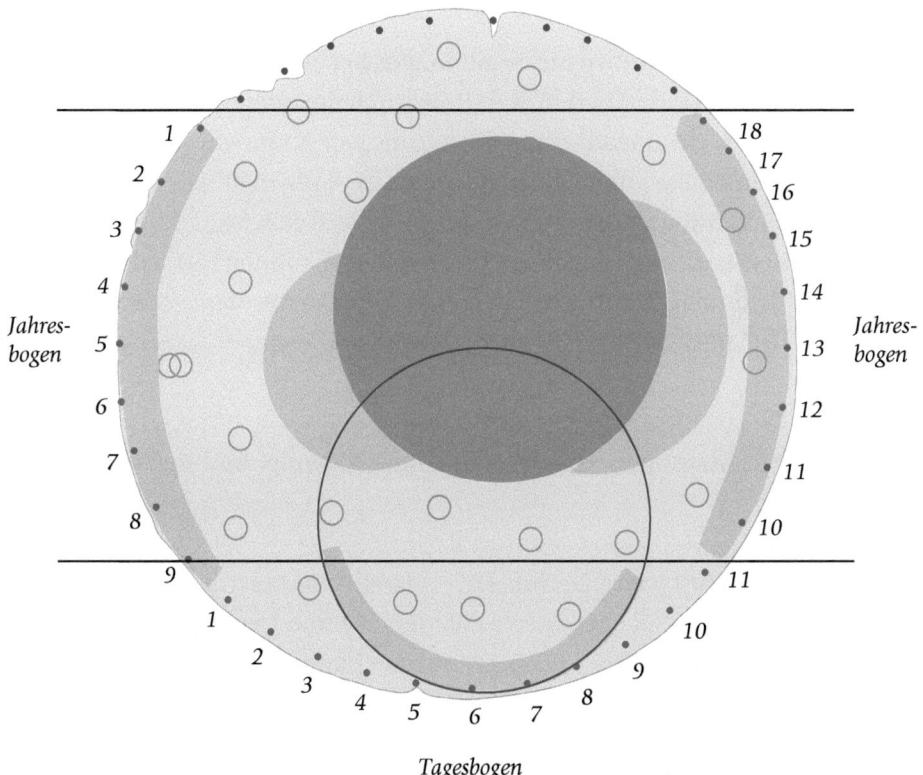

Abb. 28: Die Sarosperiode: 18 Jahre und 11 Tage

der Bronzezeit die sich regelmäßig wiederholenden Finsternisse im gleichen Sternbild erkannt haben. Wir können (Abb. 31) die Kodierung des Zeitmaßes dieser Erscheinungen auf der Scheibe finden: im „Zahlenkomplex" von „18" und „11", als Struktureinheiten unterschiedlicher Kategorien.

Wir sehen 18 „Zähler" (Jahre) in beiden Randbögen, die die Symbolik des Jahreslaufs der Sonne darstellen und im südlichen „Tagesbogen", des kürzesten Tages im Jahr, dessen abstraktem „Begriff", die fehlenden 11 Tage.

Es handelt sich also um Gruppen (Kategorien) von Zeichen, die sich strukturell voneinander unterscheiden aber als Ganzes wirklich mit dem sich wiederholenden realen Phänomen übereinstimmen und sich nun als abstrakte „Begriffe", Namen für Erkenntnisse, zusammenfassen lassen.

Die Länge der Sarosperiode gilt in gleicher Weise für die Sonnenfinsternisse. Das können unsere Konstrukteure allerdings nicht gewusst haben, denn eine entsprechende nächste Sonnenfinsternis war stets nur in einem völlig anderen Bereich der Erde sichtbar.

Deshalb soll im Gegensatz zu der im vorigen Abschnitt dargestellten symbolisierten Sonnenfinsternis mit der Abbildung hier lediglich die zahlenmäßige Chiffrierung einer Mondfinsternis dargestellt werden: („18" plus „11").

5.3 Die Metonperiode, der luni-solare Kalender und die Schaltregel

Unsere schrittweise Dechiffrierung lässt vermuten, dass die Konstrukteure zwingend ein weiteres Phänomen entdecken mussten. Jahrzehnte lange, präzise Beobachtungen hatten bereits mit der Entdeckung der wechselnden Höhenwinkel des Mondes zur Kenntnis der großen Mondwenden geführt. Diese treten in einem ca. 18,5 jährigen Zyklus auf, dessen „Eckpunkte" nahe denen der Metonperiode liegen. Letztere umfasst einen Zeitraum von exakt 19 Jahren.

Unter dieser versteht man die vom griechischen Astronomen Meton, 500 v. Chr., beschriebene Tatsache, dass der Mond genau nach 19 Jahren an dem gleichen Tag des Jahres, in gleicher Gestalt am Nachthimmel erscheint*. Sie musste lange vorher bekannt gewesen sein. In der chinesischen Literatur taucht sie bereits um ca. 1100 v. Chr. auf (Fiedeler 1988). Dass sie aus der schriftlosen Kultur Mitteleuropas nicht überliefert wurde, bedeutet nicht, dass sie nicht bekannt gewesen sein konnte. Denn auch andere steinzeitliche Sonnenobservatorien, wie z. B. der Denghoog, Newgrange in Irland oder Stonehenge ermöglichten deren Kenntnis aufgrund genauer astronomischer Beobachtungen während der langen Bauzeit.

Für den Zeitraum einer solchen Periode bilden die Sonne und der Mond gleichsam den großen und kleinen Zeiger einer 19 jährigen Zeitmessung, nach der sie stets, wie bei einer Uhr, genau in Deckung stehen. Diese zuverlässige, immer wiederkehrende Beziehung ermöglicht es, beide Gestirne in einem gemeinsamen, einem luni-solaren, Kalender zu vereinen. Denn durch die Entstehung größerer sesshafter Gemeinschaften, die abhängig von „landwirtschaftlichem" Anbau waren und soziale und saisonale Riten entwickelten, wurde ein Kalender notwendig, der differenzierter war, als der einfache, oben gezeigte Sonnenkalender mit seiner monotonen „Tageszählung".

Der Mondwandel beschreibt das Jahr durch zusätzliche Informationen: Er teilt es in 12 überschaubare Einheiten, Tiefststände immer im Sommer, Höchststände im Winter (des Vollmondes). Seine Halb- und Viertelmonde zeigen dem Menschen noch kleinere überschaubarere Zeiteinheiten an. Man zählte ja noch nicht wirklich und hatte keine Zahlen, sondern markierte und fasste Zeichengruppen zusammen.

So war die dem Menschen zwar rätselhafte aber regelmäßige Erscheinung des Mondes sicher längst zu einem mystischen „Urgrund" zirkulärer Wiederkehr geworden. Dessen „Wesen" sich in seiner Prägnanz und Ausdruckskraft der Beobachtung und Deutung förmlich aufzwang.

---

* Siehe Erläuterungen S. 101

Unser Erkenntnisvermögen können wir als durch den Mond „formatiert" betrachten. Von ihm haben wir das Zählen gelernt, denn er ist die „lebendige" und wirksame Erscheinung, Vorbild für überschaubare Ordnung und Regelhaftigkeit.

Mit seinem geordneten, rhythmischen Wandel unterstrich er jahreszeitliche Erscheinungen. Es ist also plausibel, dass die Menschen der Frühzeit ihn neben der Sonne in den Prozess der Kalenderentwicklung integrierten, weil beide Erscheinungen mit wachsender Erkenntnis nicht voneinander zu trennen waren.

Die wichtigsten archaischen, solaren Zeitmarken des Sonnenjahres sind die Wintersonnenwende und die Frühlings-Tagundnachtgleiche. Erstere kennzeichnet die Wiederkehr des Lichtes, die Zweite, vor allem in unseren Breiten, die „Erweckung" der Natur zu neuem Leben, als Voraussetzung für die Nahrungsbeschaffung und deren Vorsorge.

Und sicherlich sind die kirchlichen Datierungen von Geburt und Auferstehung Christi auf diese Zeitmarken nicht zufällig. Sie sind nichts anderes als Metaphern und Gleichnisse für die natürlichen kalendarischen Phänomene.

Im Osterfest finden wir noch heute das Relikt eines lunar-solaren Kalenders: Es fällt immer auf den ersten Sonntag nach dem ersten Frühlingsvollmond (nach dem 20./21. März).

Diesen nutzte man damals auch, um mit ihm den Beginn des bäuerlichen Jahres bestimmen zu können. Man wusste inzwischen, dass man ihn an der 19 jährigen lunar-solaren Periode* sozusagen „eichen", bzw. kontrollieren konnte.

Denn der Frühlingsvollmond wiederholt sich in diesem Rhythmus sehr regelmäßig an den gleichen Tagen zwischen dem 21. März und 19. April.

Weil das 12-monatige Mondjahr mit 354 Tagen 11 Tage kürzer als das Sonnenjahr ist, würde sich der Kalenderbeginn jährlich nach vorn verschieben. Und weil zwischen den ersten Frühlingsvollmonden

---

* Dies setzt allerdings bereits einen einfachen Sonnenkalender voraus. Aber den haben wir ja oben schon kennengelernt. Siehe auch Erläuterung S. 110

manchmal 12 und manchmal 13 Lunationen liegen, muss innerhalb einer Metonperiode sieben Mal unter bestimmten Bedingungen ein Schaltmonat in den Kalender eingefügt werden, damit dieser stets mit dem gleichen Monat(-snamen) beginnt.

Für diese Schaltung gibt es eine Regel, die mit der Größe der auf der Himmelsscheibe gezeigten Mondsichel im Zusammenhang steht.

Rahlf Hansen hatte bereits 2004 eine diese Mondsichel betreffende Schaltregel postuliert, nach welcher immer dann ein 13. Monat eingefügt werden muss, wenn der ca. 4 Tage alte Mond in der Nähe der Plejaden steht. So wie es auf der Scheibe dargestellt scheint. Diese Erklärung kann aber als von Feller und Koch (2007) widerlegt betrachtet werden.

Von Thomas LORENZ wird jetzt eine universellere Schaltregel vorgeschlagen, die sich als sehr plausibel erweist.

LORENZ hat diese auf der Grundlage von baulichen Eigenschaften der Kreisgrabenanlage in GOSECK entwickelt. Es ist naheliegend, dass eine solche tatsächlich in diesem Sonnenobservatorium entdeckt und auch angewandt wurde..

Goseck liegt etwa 25 Kilometer südöstlich von Nebra. Dort befand sich eine sogenannte Kreisgrabenanlage, die ca. 4500 v. Chr. errichtet, nach ihrer Entdeckung, 2002 bis 2005 rekonstruiert wurde. Diese An-

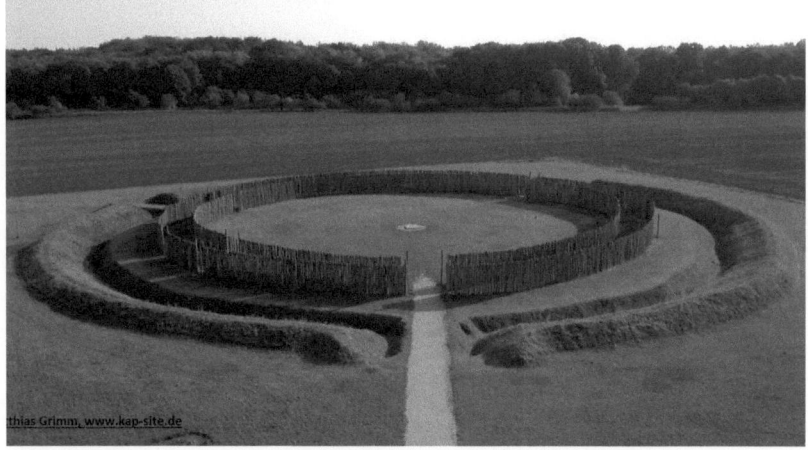

Abb. 29: Kreisgrabenanlage Goseck, © *Matthias Grimm, www.kap-site.de,*

lage wurde durch einen doppelten Palisadenring mit ca. 46 und 50 m Durchmessern gebildet. Er hat Öffnungen in südöstlicher und südwestlicher Richtung. Sie zeigen die Auf- und Untergangsorte der Sonne zur Wintersonnenwende an. Der Palisadenring bildete quasi einen künstlichen Horizont, über den man vom Inneren der Anlage die Verläufe von Sonne, Mond und Sternen gut beobachten konnte. Mit Hilfe von Markierungen (Lücken oder Pfosten) für bestimmte Daten des Sonnenlaufes konnte ein exakter Kalender des Sonnenjahres mit seinen 365 Tagen lange vor der Zeit der Himmelsscheibe konstruiert werden. Mit dieser Anlage verfügte man auch über ein „Instrument" zur Beobachtung anderer astronomischer Phänomene.

Die von T. LORENZ dargestellte Schaltregel stellt die einfachste, aber plausibelste Beobachtungsregel für den Beginn und die jährliche Kontrolle eines 19 jährigen lunar-solaren Kalenderzyklus dar.

Sie ist überschaubar und stets an mehreren, aufeinander bezogene Parameter zu überprüfen: Der Jahresbeginn ist wie folgt definiert: Erscheint zur Frühlingstagundnachtgleiche (21. März) eine 4-5-tägige Mondsichel, so ist am 11. Tag danach Vollmond: 1. Frühlingsvollmond = JAHRESANFANG. Dies ist gleichzeitig der Beginn einer Metonperiode. Dieser wird wiederum 29 Tage später mit dem Vollmond (40 Tage nach Frühlingsanfang = Beltaine) bestätigt.

Liegt der erste Vollmond zwischen Frühlingsanfang (21. März) und 31. März, so passen 13 Monate (mit 384 Tagen, ein sogenanntes gro-

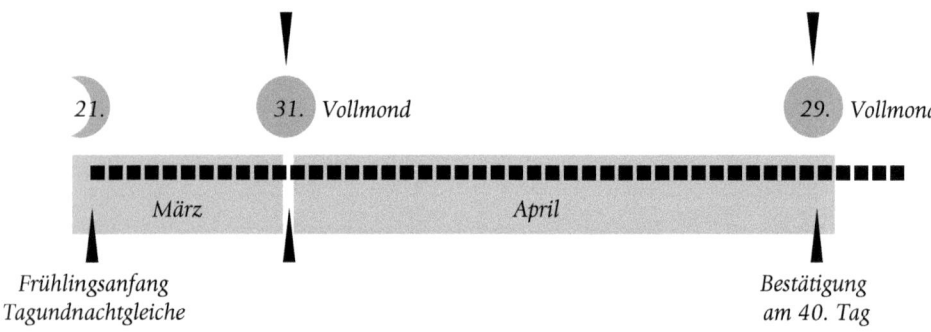

Abb. 30: Lunisolarer Jahresbeginn (Quelle: LORENZ 2014)

ßes Mondjahr) in den Zeitraum bis zum Frühlingsvollmond des nächsten Jahres. Das erfordert eine Schaltung, denn sonst würde das Jahr mit dem Namen eines anderen Mondmonats beginnen. Ein Monat wird also doppelt gezählt.

Der Vorteil dieser Regel liegt darin, dass man nicht auf die genaue Beobachtung der Mondsichel an nur einem einzigen Tag angewiesen ist. Der relevante Beobachtungszeitraum umfasst einen vollen Monat, wobei 11 Tage im März und 19 Tage im April eine klare Abgrenzung zur differenzierten Bestimmung erlauben. Denn ist der Himmel z. B. mehrere Tage bedeckt, lässt sich keine genaue Aussage mehr machen. So kann die mögliche Erscheinung eines Vollmondes bei ungünstigen Wetterbedingungen leicht zurückgezählt werden – ob er also noch in den März oder schon in den April fiel –, um sodann auf ein lunares Regel- oder Schaltjahr zu schließen.

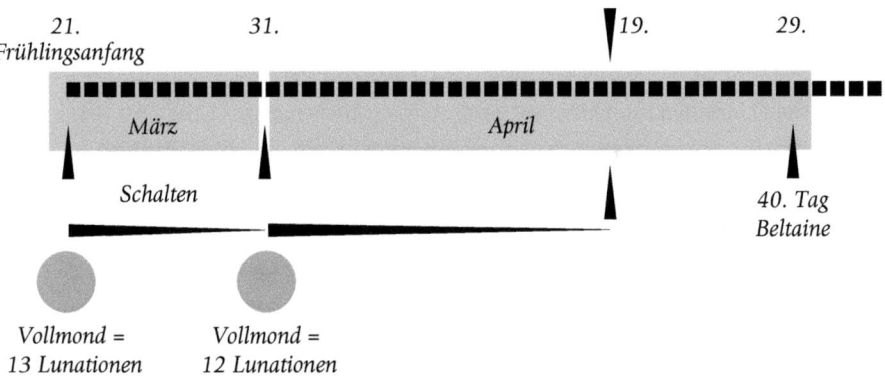

Abb. 31: Schaltregel (Quelle: LORENZ 2014)

Genau sieben Mal trifft es in 19 Jahren zu, dass der Vollmond in die Zeit zwischen 21. Und 31. März fällt. Der Kalender muss also täglich geführt und die Mondstände zu Jahresbeginn genauestens kontrolliert werden.

Man kann sich vorstellen, dass die Bestätigung der Richtigkeit 19-jähriger astronomischer Kontrolle für alle Beteiligten, sowie für deren Gemeinschaft einen großen Erfolg bedeutete. Dieses Zutreffen wurde sowohl durch das Erscheinen einer 4-tägigen Mondsichel zu Frühlingsanfang, einem Vollmond am 31. März und einem Vollmond 40 Tage nach der Tagundnachtgleiche zu „Beltaine" „bewiesen". Und konnte nur ein einziges Mal in 19 Jahren stattfinden. Noch heute feiern wir die Walpurgisnacht, die nahe diesem Datum liegt.

So war die „Zahl" 40 eine wichtige Zahl und wahrscheinlich die erste größere Einheit im kalendarischen Bewusstsein der damaligen Zeitgenossen. Nicht umsonst taucht sie deshalb in der Bibel so häufig auf: Jesus war 40 Tage in der Wüste, Moses 40 Tage auf dem Berg, das Volk Israel zog 40 Jahre durchs Land, noch heute fasten wir 40 Tage.

Auch die Anzahl der 39 Randlöcher, bestätigen den Zusammenhang: Denn bei einer sogenannten „Inklusivzählung", wie sie in archaischen Zeiten üblich war und bei der das erste und letzte Glied mitgezählt wurde, kommen wir bei einer Rundumzählung genau auf 40 Zählschritte (S. Oben, Zum Kalender).

Für die Deutung der Himmelsscheibe ist die genaue Kenntnis dieser Regel zwar nicht substantiell. Der Verfasser verzichtet jedoch nicht auf ihre Darstellung. Denn sie ist dem Verständnis eines Laien für diese durchaus komplizierten Zusammenhänge sehr förderlich. Zudem begründet deren Kenntnis die Bewertung der 4,5 Tage alten Mondsichel auf der Scheibe.

Diese könnte genau den hier geschilderten Sachverhalt symbolisieren. Ihre spezielle Form hätte sonst lediglich zufälligen Charakter. Das wäre allerdings in Bezug auf die sonstige Symbolik der Scheibe eher unwahrscheinlich.

Ein konkreter, zeitlich symbolischer Bezugspunkt der Sichel zur Scheibe, z. B. dem 5. östlichen Loch, das den Frühlingsanfang repräsentiert, kann nicht festgestellt werden.

Vielleicht ist diese Tatsache der Kodierung (Verschleierung), der Informationen geschuldet. Oder aber dem konkreten Bemühen, die Übereinstimmung von Mondsichel und Datum der Frühlingstagundnachtgleiche jeweils genau zu ermitteln. Denn dies war schließlich Zielobjekt aller astronomischen Beobachtungen.

Eine symbolische Nähe zur Mitte des Sonnenlaufes (Tag- und Nachtgleiche) ist sehr wohl zu finden: Legt man eine gerade Linie durch den „Doppelstern" am Westhorizont (der oben als Mond definiert wurde) im rechten Winkel durch die Scheibe, so wird diese halbiert. Desgleichen, mit starker Annäherung die große Goldapplikation (die auch als Mond interpretierbar ist), als auch die zum Vollmond ergänzte Mondsichel. Hier wird eine dreifache Beziehung hergestellt, die natürlich eine Definition wahrscheinlich macht.

Außerdem kann man sich die Scheibe wiederum als Schaubild vorstellen, mit dessen Hilfe den Druidenschülern die Zusammenhänge in einem lebendigen Vortrag erläutert wurden. Der Verfasser würde das so tun und zeigt es hier: Nach dieser Sichel wird um die Frühlings-Tagundnachtgleiche herum gesucht.

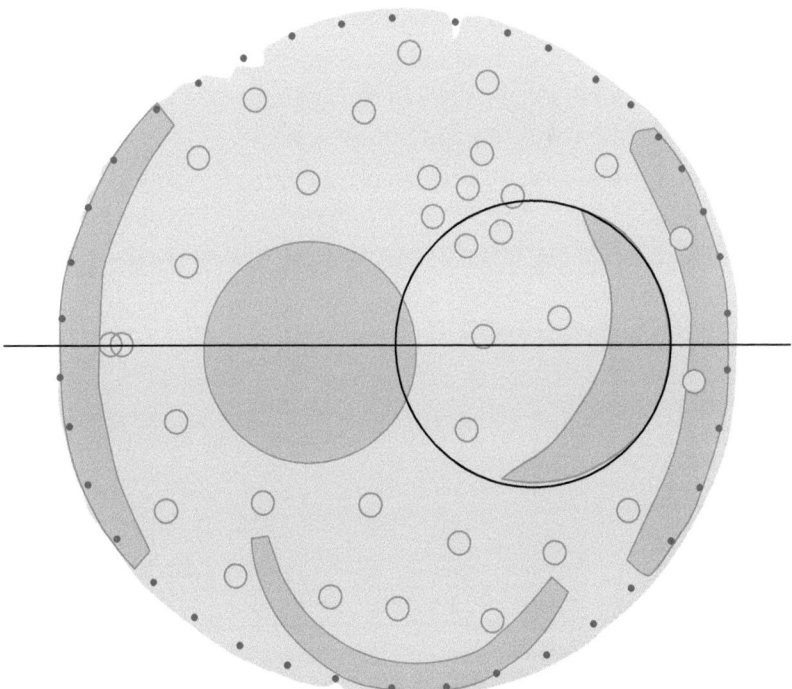

Abb. 32: Zunehmender Viertelmond, Symbol kalendarischer Kontrolle des Himmels

Wir können also davon ausgehen, dass es nach Goseck und bis zur Nebrascheibe bereits ein differenziertes, 2-tausendjähriges Wissen über kalendarische Phänomene gab. Unterstellt man, dass die Kalenderführung zu den derzeitigen, kulturell wichtigsten „wissenschaftlichen" Aufgaben der Menschen gehörten, mit der sie Schritt um Schritt ihre Erkenntnis über das Rätsel ihrer Existenz erweiterten, so kommen wir auf einen naheliegenden Schluss:

Die von Lorenz gefundene Schaltregel ist universell, – gleichsam einfach und perfekt. Weil sie überall auf der Erde gilt, gibt es sehr wahrscheinlich keine bessere. Denn sie erklärt auch unseren Jahresbeginn am 1. Januar*. So ist es denkbar, dass genau sie, „vordergründig", als wichtigstes Symbol, auf der Scheibe dargestellt ist. Denn es ist genau diese Sichel, die auf der Scheibe unübersehbar und als einziges Merkmal als Bild sofort erkennbar ist: 4,5 Tage alter Mond. Alles andere muss – mühsam – inhaltlich erklärt werden.

Und nur diese Mondsichel steht im Zentrum der Suche nach der raumzeitlichen Bestätigung ständiger Wiederkehr kosmischer Bedingungen. Findet man sie genau zu Frühlingsanfang, so ist das wirklich 40 Tage später der Grund für ein großes Fest.

Inhaltlich weist dieser Gedankengang zudem darauf hin, dass das zentrale runde Objekt auf der Scheibe sehr wahrscheinlich auch als Vollmond nach vierzig Tagen aufzufassen ist.

---

* Wie Lorenz ausführt, „gilt die auf die Frühlingstagundnachtgleiche bezogene Gosecker Schaltregel auch für jedes andere solare Referenzdatum, z. B. die Wintersonnenwende" (Lorenz, a.a.O. S.10). Er zeigt auf beeindruckende Weise, dass auch /andere Kulturen des frühen Mitteleuropas diese Schaltregel in ihrer Zeitrechnung benutzt haben.

VI. DIE UNERWARTETE ENTDECKUNG ZUM SCHLUSS:

Der siderische Monat

Gleichsam wie der Schlussstein einer Kathedrale ihrem Deckenge-
wölbe seine endgültige Stabilität verleiht, fügt dieses Kapitel der bisherigen Deutung einen Aspekt hinzu, mit dem sich die Vermutung
bestätigt, die sich im Laufe der Analyse herausschälte.

Wie im Vorwort bereits ausgeführt, hatte der Verfasser seine These
im ersten Anlauf nicht vollständig beweisen können. Zwar ließen sich
alle kalendarischen und dynamischen Himmelsphänomene auf der
Scheibe nachweisen. Allerdings fehlte der „siderische Monat" mit seinen 27 Tagen.

Es war aber nicht einsichtig, dass die Konstrukteure dieses Phänomen nicht gekannt und auch nicht dargestellt haben sollten, sofern es
ihnen um die komplette Dokumentation ihrer Erkenntnisse ging. Dies
widersprach der bisher festgestellten „Vollständigkeit" und Genauigkeit der Symbolik auf der Scheibe.

Zumal bereits Menschen der Steinzeit dieses Phänomen kannten
und mit 27 symmetrischen Einkerbungen auf dem „großen Knochen
von Bilzingsleben*" auf den Begriff gebracht hatten, wie der Astro-
nom Prof. Th. Schmitt-Kahler eindrucksvoll dargestellt hat. Dies war
bereits vor 370 000 Jahren geschehen und zeigte nach seinen Worten
den ersten abstrakten Begriff in der Archäologie**.

Der Verfasser wurde daher durch dessen Vortrag überzeugt, dass der
„Begriff": „siderischer Monat" auch auf der Scheibe zu finden sein
musste, symbolisiert durch die Zahl 27 – als Anzahl von Elementen in
einem symbolischen Kontext. Zu suchen war nach einer „Einheit" von
Symbolen, die in einem eindeutigen strukturellen, Zusammenhang

---

* *http://www.museum-digital.de/san/index.php?t=objekt&oges=3521*
** *Theodor Schmidt-Kaler, Würzburg: „Der große gravierte Knochen von Bilzingsleben*
und die Archäologie des abstrakten Begriffs" Konferenz der Gesellschaft für Archäoastro-
nomie in Sangerhausen, Okt. 2012

stehen. Wie z. B. die 29 Tage des synodischen Monats oder die 18 Jahre der Sarosperiode als zusammengehörige Struktureinheit auf der Scheibe zu erkennen sind.

Der Nachweis war dann überraschend einfach:

Vervollständigt man nämlich den Bogen der Mondsichel zu einem Vollmond, so verdeckt dieser komplett und genau 5 Goldplättchen. Denken wir uns nun die Randbögen weg, so wie es der frühen, ersten Herstellungsphase der Scheibe entspricht – in der ja nur der reine Sternenhimmel dargestellt gewesen war, so zählen wir mit den beiden, nun frei werdenden Plättchen des Randes genau 27 Einheiten.

Was zu beweisen war!

Der siderische Monat „versteckt sich" somit auf der Scheibe in und hinter der Mondsichel, die ihn kaschiert und erst durch ihre Kom-

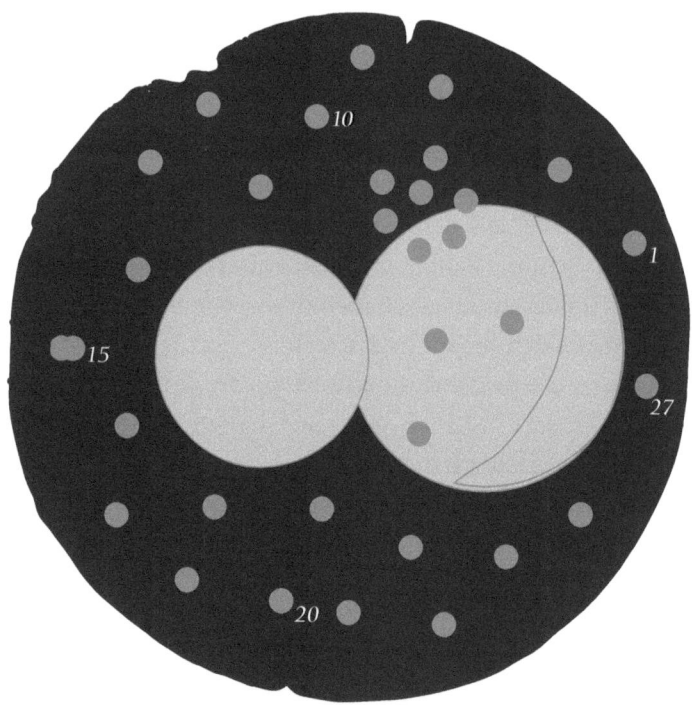

Abb. 33: Die 27 „Zähler" des siderischen Monats

plettierung, ihre Wandlung, sichtbar werden lässt, wie das ja auch in der Realität stattfindet.

Nur in Bezug auf den Sternenhimmel offenbart der Mondwandel den siderischen und nur in Bezug zur Sonne den synodischen Monat. Die Konstrukteure haben beide Erscheinungen somit in den ihnen entsprechenden symbolischen Kontexten eindeutig, plausibel und korrekt dargestellt: sowohl den siderischen Monat auf dem Hintergrund des reinen Sternenhimmels in der ersten Konstruktionsphase, als auch den synodischen Monat in einer späteren. Dieser wird erst dann durch die „29,5" Randlöcher gekennzeichnet, nachdem die Randbögen angebracht wurden, die als Tages- und Jahreshorizonte der Sonne den Bezug zu dieser herstellen. Erst jetzt bekommen auch die verdeckten, sogenannten „verschobenen Sterne" ihren eigentlichen Sinn.

Die sinnfällig „versteckten" 27 Symbole für den siderischen Monat in der ersten Herstellungsphase deuten erneut darauf hin, dass die Anordnungen der Strukturmerkmale aller Phasen von Grund auf einer Gesamtkonzeption folgten. An diesem Beispiel wird noch einmal deutlich, mit welcher Gestaltungskraft die Verfasser der Himmelsscheibe ihre Kenntnisse kodiert, versteckt und mit welchem bewundernswerten Kalkül sie die Komplexität der gesamten Himmelsmechanik auf einer kleinen Scheibe zusammengefasst haben.

In der hier vorgelegten Deutung bildet jetzt das Vorhandensein auch des siderischen Monats als bisher noch einziges fehlendes Element ein Evidenzerlebnis für den Verfasser. Es ist ein Argument für die Verifikation seiner Arbeitshypothese: Ein vollständiges Kompendium liegt vor unseren Augen, ein Lehrbuch der Himmelsdynamik für Druidenschüler, erstes Semester, allgemeiner Teil.

VII. DAS GRUNDMASS DER HIMMELSSCHEIBE ALS VORMETRISCHES URMASS

Die Himmelsscheibe wurde mit einem Maßstab konstruiert, dem der Durchmesser der menschlichen Iris zugrunde liegt!

Wie bereits BREUER festgestellt hatte, stehen die Durchmesser der Scheibe, des „Plejadenkreises" und sämtlicher zu Kreisen vervollständigten großen Symbole in ganzzahligen, rationalen Verhältnissen zueinander (z. B. „Barke" zu Scheibe = 1 zu 2). Sie haben ein kleinstes gemeinsames Vielfaches mit einem Grundmaß von 25,6 mm (Breuer 2010).

Dieses Maß entspricht ziemlich exakt dem englischen Inch mit 25,4 mm. Breuer gibt dem Wert keine relevante inhaltliche Bedeutung, weist aber darauf hin, dass diese Einheit im vorgeschichtlichen Europa bereits eine längere Tradition haben könne. Archäologische Funde wiesen „maßvergleichend... frappierende Ähnlichkeiten mit vormetrischen Längenmaßen" auf (a. a. O.).

Thomas LORENZ reduzierte dieses Grundmaß um die Hälfte. In einer mathematisch statistischen Analyse der Scheibe, in der er auch alle kleinen Goldplättchen einbezog, sowie die Abstände der Mittelpunkte aller Großsymbole, ermittelte er eine noch elementarere gemeinsame Größe von 13 mm. Diese Maßzahl ist nach wissenschaftlichen Kriterien unzweifelhaft bewiesen (LORENZ 2013, persönliche Mitteilung).

Das bedeutet, dass die Konstrukteure bei der Durchführung ihres Vorhabens eine bestimmte Maßeinheit zugrunde legten, so wie wir heute unsere dezimalen Einheiten benutzen, die letztlich auf den Erdumfang zurückzuführen sind. Sie benutzten also schon einen „Zollstock", auf dem die Grundeinheiten abgetragen waren. Diesen Zollstock gibt es offensichtlich heute noch.

Wovon leiteten jedoch die Menschen jener Epochen in Mitteleuropa und anderswo ihre Maßeinheit ab, die sich bis heute im Inch finden lässt?

Diese war ganz sicher nicht willkürlich „aus der Luft gegriffen", sondern musste ihre Entsprechung in einem körperlichen, physischen Merkmal haben. Denn spätere Maßeinheiten wie Fuß oder Elle bezogen sich stets nur auf Durchschnittsgrößen menschlicher Körperteile, auf die man sich geeinigt hatte. Diese wichen jedoch in unterschiedlichen Regionen voneinander ab. Wissenschaftler bemühten sich stets, ein allen gemeinsames „Urmaß" zu finden, von dem andere lokale Maße abgeleitet sein konnten (vgl. dazu R. A. Rottlaender a. a. O)*.

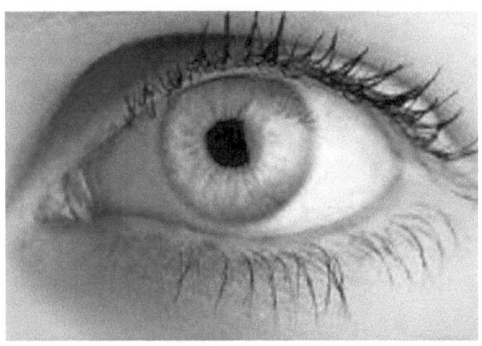

Abb. 34: Menschliche Iris

Dieses Urmaß scheint uns mit der Nebrascheibe jetzt gleichsam in den Schoß zu fallen, einschließlich seiner körperlichen Grundlage.

In Nippur, in Mesopotamien, fand man einen aus dem 3. Jahrtausend v. Chr. stammenden Maßstab. An diesem wurde die sogenannte Nippur-Elle ermittelt. Sie hat eine Länge von 51,8 cm. Aus ihr lassen sich erwiesenermaßen alle anderen vormetrischen Maße ableiten.

Unsere Maßeinheit von 13 mm ist ganzzahlig genau 40mal darin enthalten**.

Alexander Thom ermittelte an britischen Steinsetzungen das ihnen allen gemeinsame sogenannte megalithische Yard, es hat eine Länge von 82,9 cm (83)***. Auch in ihm steckt unsere Größe von 13 mm ganzzahlig genau 64mal. Sie findet sich hier sechsmal verdoppelt (1,3 x 2^6 = 1,3 x 64 = 83,2 cm) mit vernachlässigbarer Abweichung.

---

* Rolf C.Rottlaender: http://vormetrischeLaengeneinheiten.de
** Zum Faktor „40", siehe oben S. 84.
*** Alexander Thom: The megalithic unit of length, J. Royal Statistical Scoiety, Band 125, Part 2, 1962

Auf diese Beispiele soll inhaltlich nicht eingegangen werden. Sie dienen allerdings als Anschauung dafür, dass das Grundmaß der Himmelsscheibe von 13 mm in verschiedenen Medien unterschiedlicher Epochen und Regionen Europas und Vorderasiens zu finden ist. Wir haben es anscheinend mit einem universellen Maß zu tun, das damals weit verbreitet war und noch heute im Inch enthalten ist:

1 engl. Inch   = 2,54 cm (1,3 x 2 = 2,6)

1 Nippur- Elle   = 51,8 cm (1,3 x 40 = 52)

1 Megalit. Yard   = 82,9 cm $(1,3 \times 2^6 = 83,2)$

Woraus leiteten die Menschen dieses Maß ab?

Da es wie alle späteren vormetrischen Maße wahrscheinlich auch einem körperlichen Organ des Menschen entsprach, war die Lösung des Rätsels für den Verfasser relativ leicht.

Es gibt nur ein Merkmal, das dieses Maß mit großer Genauigkeit widergibt: die Iris des menschlichen Auges. Dieses prägnante Detail eines Organs hat einen Durchmesser zwischen 11 und 13 Millimetern. Es hat gegenüber allen anderen Körperteilen die geringste durchschnittliche Variationsgröße. Ist die Farbe der Iris auch sehr unterschiedlich, ihr erlebter und „gesehener" Durchmesser erscheint uns jedoch bei allen erwachsenen Menschen gleich groß.

Weil auch alle kleinen Goldplättchen eine durchschnittliche Größe von 11 bis 13 Millimetern haben, schließen wir daraus, dass der Maßeinheit auf der Scheibe die menschliche Iris zugrunde liegt. Außerdem ist anzunehmen und wahrscheinlich, dass dieses Merkmal als Standardmaß in den Anfängen der kulturellen Frühgeschichte benutzt wurde. Dass das Urmaß genau zwei Mal im Inch steckt, ist plausibel, denn der Mensch hat schließlich zwei Augen.

Diese Ausführungen können freilich niemals wissenschaftlich bewiesen werden. Aber der aufgezeigte Zusammenhang mit anderen Maßeinheiten erweist sich als unabweislich und plausibel. Es gibt keine anderen Körpermaße, die ganzzahlig in den angeführten Beispielen und vor allem im „Inch" in vergleichbarer Weise und Nähe enthalten sein könnten.

Die Konstrukteure verfügten somit über ein dem unseren ähnlichen „Zollstock", auf dem die Untereinheiten von 13 mm, das „Augenmaß", aufgetragen waren. Diese universelle Einheit war ungemein praktisch, denn jeder reisende Händler trug sie unveränderbar ständig bei sich.

Sie bestätigt die schon frühen weiträumigen Handelsbeziehungen und übereinstimmende Kooperationen unter den Völkern.

Die Wahl der Iris als Grundmaß war auch von hoher symbolischer Bedeutung. Denn das Auge mit seiner Ausdruckskraft ist nicht nur das relevanteste Sinnes- und Erkenntnisorgan, sondern es ist auch – bei aller Verschiedenheit – der kleinste gemeinsame „Nenner" der Lebewesen. Im Anblick liegt bekanntlich der Beginn aller Erkenntnis und allen Wissens.

Außerdem wird deutlich, dass die Menschen mit der Auswahl von Maßeinheiten stets immer nur ihre körperliche Einbettung in die kosmische Umwelt ausdrücken konnten:

Iris x 12 (Monate) = 1 Fuß.

VIII. DIE SYMBOLIK DES BEIFUNDES

Zum Hort von Nebra gehörten neben der Himmelsscheibe zwei Schwerter, drei Werkzeuge, die zum Tauschieren benutzt wurden, und zwei zerfallene zeitgenössische, spiralförmige Armreifen.

Die Symbolik des Beifundes erschloss sich dem Verfasser erst zum Ende dieser Niederschrift. Sie soll deshalb auch erst hier erörtert werden, ganz analog zur Entstehung und Niederlegung des Hortes der Nebrascheibe. Denn auch damals waren zunächst die Erkenntnisse vorhanden, bevor sie dann im Wortsinne zweimal „niedergelegt" wurden.

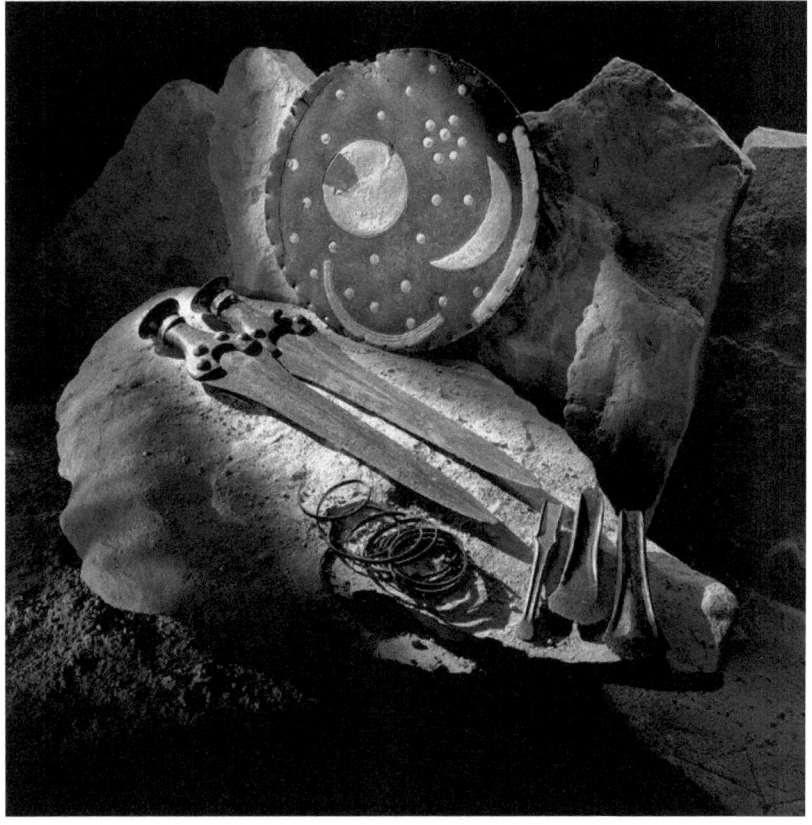

Abb. 35: Der Beifund, Quelle: Landesamt für Denkmalpflege und Archäologie, Sachsen-Anhalt, mit freundlicher Genehmigung, Foto: Juraj Lipták

Ganz sicher wollte man mit der Anordnung eine Botschaft übermitteln, denn sonst hätte man die Utensilien einfach „entsorgt". Eine lediglich kultische Bestattung – ein „Begräbnis" – würde der vorliegenden Deutung widersprechen, dafür werden zu viele Informationen übermittelt. Also lässt sich folgern, dass hier mittels der Beigaben noch einmal symbolisch das Wesen der Scheibe und ihres Inhaltes betont bzw. seine Bedeutung erhöht wurde. Die Informationen sollten gezielt mit den vorhandenen Möglichkeiten an „die Nachfolgenden" übermittelt werden. Dies wurde zu unserer Zeit ja auch ganz analog mit der in den Weltraum geschossenen „Voyager-Sonde" beabsichtigt: Eine Botschaft an die „Nachkommenden". „Seht her, so waren wir, und das wussten wir." Es scheint eine tief verwurzelte Eigenschaft, ein starkes Bedürfnis des Menschen zu sein, sich selbst mit seinen geistigen und materiellen Errungenschaften in „Zustandsbeschreibungen" „verewigen" zu wollen. Das reicht von den naiven Schnitzereien der Verliebten in die Baumrinde bis zu den komplexen Darstellungen der herrschenden Sumerer und Ägypter auf ihren Stelen.

Schauen wir also, ob unsere Interpretation Sinn ergibt.

Die Schwerter: Sie symbolisieren Macht und Einfluss. Man kann mit ihnen (zer-)teilen und herrschen, so wie die Sonne und der Mond den Himmel beherrschen, die Zeiten einteilen und mit Leben und Tod in Beziehung stehen. Es gibt zwei Schwerter und zwei machtvolle Erscheinungen, die das Thema der Scheibe bestimmen: die Sonne und der Mond.

Die Werkzeuge: Es gibt drei davon. Die vorliegende Deutung entschlüsselt drei unterscheidbare Themenkomplexe:

a) Die Beschreibung des Himmels durch die Darstellung aller auffälligen Phänomene, wie z.B. Finsternisse, Mondwandel und Planeten.

b) Die Vermessung des Himmels durch Ermittlung der veränderlichen Läufe und Wandlungen beider Gestirne am Firmament. Hierdurch fand direkt und indirekt eine Ortsbestimmung und quasi „Identifikation" der Konstrukteure statt: „Hier haben wir gelebt."

c) Die Kontrolle des Himmels durch den Entwurf eines Kalenders, nachdem die regelhaften Strukturen erkannt wurden. Diese – den Erkenntnissen nachgeordnete – Funktion entspricht einer anderen „Handlungskategorie". Wir sehen sie dargestellt in dem deutlich schmaleren Meißel.

Die zwei Armreifen: Sie deuten auf die Inhaber des Wissens: Einen Meister für die theoretischen Erkenntnisse über alle Erscheinungen und Vorschriften sowie einen Meister für die praktische, materielle Umsetzung des Vorgegebenen.

An beiden Armreifen sehen wir – soweit es sich durch die Panzerscheiben des Ausstellungsortes nachzählen lässt – sehr wahrscheinlich genau 11 Ringe. Diese weisen auf das Wissen um die elf am Sonnenjahr fehlenden Tage des Mondjahres hin. Sie sind deren Symbole und über Generationen hinweg die Legitimation ihrer Träger: Der Ausweis ihres integrierten Wissens um die Zusammenhänge von Sonne und Mond.

Dies ist eine sehr subjektive, mit keinerlei Fakten begründbare Interpretation.

SCHLUSSBETRACHTUNG

Die hier vorgelegte Dechiffrierung der Himmelsscheibe von Nebra erhebt nicht den Anspruch, wissenschaftlich zu sein. Sie ist dies so viel und so wenig wie der frühzeitliche Konstruktionsprozess der Scheibe selbst. Dieser ist nichts anderes als die Übertragung von empirischen Erkenntnissen auf ein anderes Medium mit Hilfe von Zeichen, Symbolen. Insofern ist er der Beginn von Wissenschaft: Wissen, das etwas (er-)„schafft". Möglicherweise ist unsere zeitgenössische Fixierung auf „Wissenschaftlichkeit" für die inhaltliche Deutung des Rätsels eher hinderlich und irreführend. Und sie bedarf lediglich des naiven und unbedarften Blickes. Wissenschaft kann im Prozess der Deutung hilfreich sein, ist jedoch nur eine hinreichende, aber keine notwendige Voraussetzung zur Lösung des Rätsels. Das kann schlicht durch Raten geschehen. Es genügt Phantasie und Leidenschaft für ein Objekt und ein Grundstock an Basiskenntnissen.

Der Verfasser verfügt nicht über mehr astronomische Kenntnisse als der Konstrukteur der Scheibe – eher weniger!

Mit Ausnahme der Winkelmaße von Randbögen, der Höhen von Sonne und Mond und des Himmelspols lässt sich auf der Scheibe nichts in der Realität nachweisen. Das Gesamtbild ist künstlerisch inspiriert. Jede Deutung, die bisher vorliegt, stellt nur mehr oder weniger plausible Hypothesen auf. Das gilt auch für diese Untersuchung. Allerdings weisen die sinnvoll miteinander verknüpften Strukturmerkmale und die integrierten Randlöcher auf die Verifizierung der Arbeitshypothese hin. Und gleichwohl erfüllt die Untersuchung durchaus wissenschaftliche Kriterien, denn alle Höhenwinkel gelten objektiv und überall auf dem 52. Breitengrad.

Der Verfasser neigte aber trotz allem stets zu Zweifeln. Diese ergaben sich durch die unerwartete Differenziertheit der Ikonographie, vor allem aber durch die Frage, wie so viele Wissenschaftler auf vielen Kongressen diese einfachen Zusammenhänge übersehen konnten? Nun hat er allerdings – mit Ausnahme des Beifundes – aufgrund seines unvoreingenommenen, empirisch phänomenologischen Vorgehens nur das gedeutet, was sich von selbst ergab, folgerichtig war und er verstanden hat. Insgesamt war für ihn die Scheibe ein ausgezeichnetes „Lehrbuch". Denn hinterher war er klüger.

Die Beschreibung der Scheibe durch die Medien als „Wunderwerk", erste „konkrete Darstellung des Kosmos", ist medienwirksam, aber unzutreffend. Ein „Wunderwerk" ist sie durchaus, nicht jedoch nur wegen der spärlichen Befunde offizieller Deutungen. Diese werden ihrer Komplexität nicht gerecht. Wahrscheinlich war jene „Spärlichkeit" gerade die Herausforderung für hunderte von „Laieninterpreten", von deren Deutungen nicht viele ernst zu nehmen sind, auch deshalb pauschal und allgemein abgelehnt werden. Ein ähnliches Schicksal erwartet der Verfasser auch für die seine. Und es wird einige Zeit vergehen, bis kluge Zeitgenossen die dargestellten Zusammenhänge öffentlich nachvollzogen haben.

Dafür müssen sie sich von übernommenen Vorurteilen lösen: 1. Dass die Randlöcher ausschließlich der Befestigung dienten und keine inhaltliche Bedeutung haben, 2. Dass die Goldpunkte „Sterne" symbolisieren, 3. Dass es voneinander unabhängige Konstruktionsphasen gab. Darüber hinaus müssen sie bereit sein zu glauben, dass das astronomische Wissen der Menschen viel umfangreicher war als – auch von Wissenschaftlern – angenommen.

Weil die Scheibe ein Unikat, ein einzigartiger, unvergleichbarer Gegenstand ist, lässt sich der Sinnzusammenhang nur plausibel aus den Symbolkomplexen selbst konstruieren. Es gibt keinen Rückgriff auf andere „Dokumente" sondern nur den Vergleich mit der Wirklichkeit. Deshalb bleibt die Deutung immer eine Konstruktion, eine Vermutung oder Hypothese; eine bewiesene Tatsache, eine „Wahrheit", ist aber etwas ganz anderes.

Die Glaubwürdigkeit der Interpretation kann man durch Kriterien wie Einfachheit, Plausibilität und Brauchbarkeit begründen. Diese Kriterien werden alle erfüllt. Sie muss sich zudem logisch in die historische Forschung um das astronomische Wissen jener Zeit einfügen.

Ganz offensichtlich waren die Erkenntnis und die zunehmende kalendarische Beherrschung der Himmelskunde ein zentrales Anliegen jener Menschen, wie die unzähligen, diesbezüglichen prähistorischen Bauten vermuten lassen. Und gerade deshalb ist ein nachvollziehbarer Zusammenhang aller auf der Scheibe befindlichen Zeichen und Merkmale mit den relevanten Erscheinungen der Himmelsdynamik ein Beweis dafür, dass sie auch für die Menschen Mitteleuropas in der späten Bronzezeit von bedeutsamem Interesse gewesen waren und sie sie für wichtig genug erachteten, um sie verschlüsselt abzubilden.

In der traditionellen Seefahrt galt auf hoher See die Frage nach dem Standort als hinreichend beantwortet, wenn mit dem „Mittagsbesteck" die Kulminationshöhe der Sonne in ihrer Abhängigkeit von der Zeit mit größter Genauigkeit ermittelt wurde. Analog hierzu finden wir auf der Himmelsscheibe in den vielfach und wiederholt dargestellten Mittagshöhen der Sonne nicht nur den Hinweis auf den konkreten Standort des Beobachters, sondern auch metaphorisch auf seinen geistig kulturellen „Standort" im Zeitgeschehen.

Insofern, als es dem Konstrukteur und seinen Schülern gelungen ist, mit dem absoluten Minimum an Zeichen ein Maximum von Informationen präzise kodiert und vermittelt zu haben, spricht dies für ein kaum nachvollziehbares aber höchst bewundernswertes Maß an Weisheit und Liebe zu seinem Gegenstand, seiner Umwelt, dem Himmel.

„So regierte Fuxi in der Urzeit die Welt: Er wandte sich hinauf und schaute die Bilder am Himmel. Er wandte sich herab und erblickte die Verfahrensweisen auf der Erde." (F. Fiedeler 1988)

Deshalb sehen wir in der Himmelsscheibe ein wahres Wunderwerk symbolischer Verdichtung des gesamten Kosmos auf kleinstem Raum.

In diesem finden gleichzeitig alle Erscheinungen ihre konsequente numerische und ausdrückliche Abbildung. So, wie diese von wenigen Menschen der frühen Bronzezeit erlebt wurden. Den Kulturschaffenden.

ERLÄUTERUNGEN

Äquinoktien: Tag- und Nachtgleiche, Herbst- und Frühlingsanfang

Azimut: Der Azimut ist der Winkel zwischen Nordpol und der Position eines Sternes oder der Sonne bezogen auf die horizontale Ebene des Beobachters. So hat der Polarstern z. B. einen Azimut von Null. Ein Stern im Osten hat einen Azimut von 90°.

Eklipse: (griechisch) ausbleiben, verschwinden. Verfinsterung der Sonne oder des Mondes.

Ekliptik: Unter der Ekliptik verstehen wir die gedachte Linie am Himmel auf der die Sonne und in deren Nähe der Mond und die Planeten ihre jährlichen Bahnen ziehen. In Wahrheit ist es natürlich der Weg der Erde um ihr Zentrum, die Sonne.

Kulmination: Das Zusammenspiel der Umdrehung der Erde mit der Neigung ihrer Achse (von 23,5°) zur Bahnebene um die Sonne bewirkt, dass diese nach ihrem Aufgang am Himmel bis zu einem höchsten Punkt – ihrer Kulmination – emporsteigt und danach wieder herabsinkt. Infolge ihrer jährlichen Wanderung um die Sonne verändert sich diese Höhe entsprechend der räumlichen Lage der Erde auf der Ekliptik.

Metonscher Zyklus: Dieser Zyklus umfasst genau 19 Jahre. Er ist die gemeinsame Periode von zwei Erscheinungsrhythmen, welche 235 synodische und 254 siderische Monate umfasst. Nach diesem Zeitraum steht der Mond am gleichen Datum – mit nur 2stündiger Differenz – in genau gleicher Gestalt vor demselben Stern.

Meridian: Mittagskreis. Eine gedachte Linie, die vom Nordpol über den Standort des Beobachters zum Südpol verläuft. An die Himmelskugel projiziert finden auf ihr die Kulminationen von Sonne, Mond und Sternen statt.

Mondknoten: Die Bahnebene des Erdtrabanten, der mit ihr um die Sonne kreist, ist zur Ebene der Ekliptik um 5° geneigt. Infolgedessen verläuft seine Bahn eine Hälfte des Monats unter- und eine oberhalb der Ekliptik. Die Kreuzungspunkte beider Bahnebenen nennen wir die Mondknoten, den aufsteigenden, wenn der Mond von seiner südlichen Strecke in die nördliche wechselt, den absteigenden Knoten bei umgekehrtem Verlauf. Die Mondknoten behalten ihre relative Lage auf dessen Bahn nicht bei. Sie verschieben sich jährlich um 19° in ost-westlicher Richtung und in etwa 18,5 Jahren einmal um die gesamte Bahn. Je nach Lage der Knoten in Beziehung zu den Sonnenwendpunkten erhebt sich die Mondbahn einmal um 5° über den nördlichsten und unter den südlichsten Punkt der Ekliptik. In diesen Jahren kulminiert der Wintervollmond besonders hoch und der Sommervollmond besonders tief.

Mondwenden: Der Aufgangsort des Mondes schwankt während eines Monats zwischen einem südlichsten und einem nördlichsten Punkt am Horizont hin und her, so wie es auch bei der Sonne im Verlauf eines Jahres der Fall ist. Im Laufe des Zeitraumes von 18,5 Jahren verändert sich die Spanne zwischen diesen beiden Extrempunkten in ihrem Abstand von maximal 10°. Der Zeitpunkt, an dem diese Punkte am weitesten auseinanderliegen, heißt große Mondwende, der des geringsten Abstandes kleine Mondwende.

Occams Regel: Wilhelm von Ockham, schottischer Franziskanermönch um 1300, zugeschriebener Grundsatz der Sparsamkeit bei wissenschaftlichen Hypothesen: Von mehreren möglichen Erklärungen desselben Sachverhalts ist die einfachste Theorie allen anderen vorzuziehen.

Präzession des Frühlingspunktes: Die Erdachse beschreibt eine kegelförmige Kreiselbewegung um einen gedachten „kosmischen Pol", dem Pol der Ekliptik. Um diesen wandert der Nordpol in jeweils 26.000 Jahren, dem sogenannten platonischen Jahr, herum. . Mit dieser Wanderung ändert sich auch die Neigung der Erdachse.

Rückläufigkeit: Wenn die Erde auf ihrer Bahn um die Sonne die langsameren äußeren Planeten, Mars, Jupiter und Saturn, überholt, entsteht infolge der Parallaxenverschiebung der Eindruck, dass die Planeten zurücklaufen, ähnlich dem Eindruck, wenn ein Zug einen anderen überholt, so dass dieser scheinbar Rückwärts fährt. Für die Rückläufigkeit der schnelleren Venus und Mars gelten andere Verhältnisse.

Siderischer Monat: Er betrifft den Umlauf des Mondes in Bezug auf denselben Stern, bei dem er bereits wieder (in etwas anderer Phase) nach 27 Tagen steht. Der siderische ist somit etwa 2,5 Tage kürzer als der synodische Monat. Der Mond muss die Sonne erst wieder „einholen", die – aus geozentrischer Sicht – auf ihrer scheinbaren Bahn ja fast 30 Grad weiter gewandert ist.

Sarosperiode: Nur an den und in der Nähe der Mondknoten können Finsternisse auftreten, und zwar dann, wenn auch die Sonne auf der Ekliptik einen der Mondknoten überschreitet. Immer dann, wenn Sonne, Mond und der gleiche Mondknoten in gleicher gegenseitiger Lage zusammentreffen, gibt es eine Finsternis. Diese Ereignisse liegen jeweils 18 Jahre und 11 Tage auseinander. Dieser Zeitraum wird als Sarosperiode bezeichnet. Das bedeutet aber nicht, dass die Finsternisse so selten auftreten. Es gibt jährlich zwei potenzielle Finsterniszeiten, also insgesamt ca. 36 Finsternisse (für Sonne u. Mond zusammen ca. 72). Innerhalb des Zyklus sind es natürlich immer andere Mondknoten.

Solstitien: (lat.) Stillstand der Sonne, bevor sie sich auf ihren Rückweg begibt. Sonnenwenden.

Synodischer Umlauf: Synode bedeutet Zusammentreffen. Hier, wenn der Mond nach einer Erdumkreisung, nach 29,5 Tagen, als Neumond wieder auf die Sonne trifft oder ihr als Vollmond gegenübersteht.

Verborgene Variablen: Die Überschrift des Abschnitts ist angelehnt an einen Begriff, den der Verfasser einer persönlichen Begegnung mit David Bohm, Schüler R. Oppenheimers und Mitarbeiter Albert Einsteins, im Jahre 1983 verdankt. Der Begriff entstammt der (philosophischen) Ergänzung der Quantentheorie durch Bohm und ist an dieser Stelle lediglich metaphorisch gemeint. Allerdings stimmt die Analogie zur unsichtbaren, „eingefalteten", aber wirksamen Information)(s. dazu DAVID BOHM, 1985).

Voyager-Sonde: 1977 wurde mit einer Raumsonde (Voyager I) eine verschlüsselte Botschaft ins Weltall geschossen. Auf einer der Himmelsscheibe nicht unähnlichen Metallscheibe befinden sich u.a.

Informationen über den Menschen und die Lage seines Heimatplaneten im Sonnensystem und der Milchstraße.

LITERATURVERZEICHNIS

Bohm, David: Die implizite Ordnung. Grundlagen eines dynamischen Holismus, München 1985

Breuer, Heiko: Untersuchung der Maßverhältnisse der himmelsscheibe von Nebra, inTagungen des Landesmuseums für Vorgeschichte Haalle, Bd. 05, 2010

Deiss, Bruno: SoFi Sommersonnenwende 1639 v. Chr. www.astrolink.de

Feller, Manfred u. Johannes Koch: Geheimnis der Himmelsscheibe doch nicht gelöst? Warum die angebliche Entschlüsselung der Himmelsscheibe durch R. Hansen u. H. Meller falsch ist. http://home.arcor.de/manfred_feller/Himmelsscheibe

Fiedeler, Frank: Die Monde des I-Ging, Symbolschöpfung und Evolution, Diederichs 1988, S. 16

Gränzer, Harald: Gruß aus der Vergangenheit oder: Das goldene Tor der Ekliptik. – Die Himmelsscheibe von Nebra in einer anderen Sicht. 2005: www.analogika.info/nebra/bisher.html

Hansen, Rahlf, Christine Rink: Himmelsscheibe, Sonnenwagen und Kalenderhüte – Ein Versuch zur Bronzezeitlichen Astronomie. Acta Preahistorica et Archaeologica 40, 2008, S.104

Hansen, Rahlf: Die Himmelsscheibe von Nebra. www.fs-hamburg.org/LynxDruck_01-2011

Hampl, Hans: Die Himmelsscheibe von Nebra und das Stonehenge-Monument. www.himmelsscheibe-hampl.de

Koch, J.: Bedenkenswertes zur Himmelsscheibe von Nebra,
A. Koenen-Dresp, Glons, Belgien 2007

Lorenz, Thomas: Weltwunder Himmelsscheibe, Die Entschlüsselung
des Wissens der frühen westlichen Menschheit, Neckarsulm 2009

Lorenz Thomas: Die Zeitrechnung Alteuropas, Entwurf 07/2014,
Neckarsulm, unveröffentlichtes Manuskript,

Lorenz Thomas: Die Bestimmung einer relativen Maßeinheit im
Bildprogramm der Himmelsscheibe. Unveröffentlichtes Manuskript, Neckar sulm 2012

Meller, Harald: Die Himmelsscheibe von Nebra. In ders. 2004:
Der geschmiedete Himmel

Meller, Harald u. Francois Bertenes, Hrsg.: Der Griff nach den Sternen. Intern. Symposium in Halle 2005: Meller 2004:
Der geschmiedete Himmel

Schlosser, Wolfhard: Die Himmelsscheibe von Nebra – Astronomische Untersuchungen. In Meller 2004: Der geschmiedete Himmel, und in: Harald Meller, Francois Bertenes, Hrsg.:
Der Griff nach den Sternen. Intern. Symposium in Halle 2005

Schlosser, Wolfhard: Astronomische Deutung der Himmelsscheibe
von Nebra. In Sterne und Weltraum Dez.2003

Schlosser, Wolfhard: Astronomische Deutung der Himmelsscheibe
von Nebra. In Sterne und Weltraum Dez. 2003

Schlosser, Wolfhard: Astronomische Analyse der Himmelsscheibe
von Nebra und des Kreisgrabens von Goseck – Gemeinsamkeiten
und Unterschiede. Berliner Konferenz vom 16.- 17.11.2006 S. 1 ff.

Steinrücken, Burkard: Die Phasen der hellsten Sterne in der Bronzezeit, Theoretische Grundlagenermittlung für denkbare Sternpha-
sendeutungen der Himmelsscheibe von Nebra. o. J. www.
sternwarte-recklinghausen.de

Steinrücken, Burkard: Die „dynamische Interpretation" der Himmelsscheibe von Nebra.
www.sternwarte-recklinghausen.de/archaeostro/html

Steinrücken,Burkard: Sonnenwenden und Mondwenden,
Astronomische Grundlagen der Wenden von Sonne und Mond
am Horizont und ihre Bedeutung in der Archäoastronomie.
www.sternwarte-recklinghausen.de, 2009

DANKSAGUNG

Für die freundliche Unterstützung beim Abfassen der vorliegenden Arbeit möchte ich an dieser Stelle Dank sagen: Johannes Jürrens für seine bereitwillige, mühevolle und geduldige Hilfe bei technischen Fragen und Problemen sowie für sein sachliches Interesse an der Thematik. Klaus Ottich für die unermüdliche, positive Unterstützung. Seine ermutigenden Anmerkungen und seine engagierte, differenzierte und hilfreiche Kritik haben entscheidend zur Vollendung der Arbeit beigetragen. Dieter Ruland für seine qualifizierten Anregungen und die kreative Umsetzung grafischer Komponenten. Dem Astronomen Dr. Peter Stöver für seine begeisterte Hilfestellung und verständnisvollen Hinweise. Herrn Thomas Lorenz für die bereitwillige Zustellung seiner Forschungsergebnisse.

Und posthum zwei ehemaligen Gefährten, die seinerzeit Grund legende Impulse beigesteuert haben: Erich Steinbrink, der mich anleitete, die Sterne zu lieben, über den unmittelbaren Horizont hinauszublicken und die dahinterliegenden Wunder zu bestaunen. Und last, but not least Kapitän Wilhelm Schönau, mit dem ich in gemeinsamem Schweigen gelernt habe, das Unerwartete nicht nur zu denken, sondern auch zu tun.

Hemeringen, Ostern 2012

Nun schlaf mein Freund
Nach dieser langen Reise,
Erfüllt und still
Dein Herz
In wonniglichem Raum.

Die Mutter wacht
In ihrer alten,
Immer gleichen Weise
Und führt Dich weiter
Jenseits
Über jeden Traum.